JN200971

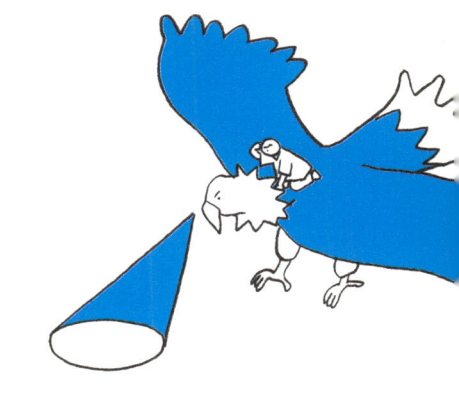

コンサルト
きっと、うまくいく

柳井真知

JA長野厚生連 佐久総合病院

中外医学社

はじめに

　子どもの頃から人と話すのは苦手だった。そんな自分にとって、会話による
コミュニケーションが要求される、臨床の現場のハードルは高かった。研修医
時代は、上級医にベッドサイドに来てもらえるコンサルトができるかどうかで
「使えるヤツ」かどうかが判断されるシビアな環境だったし、専攻医で選んだ救
急医療でも、救命には他科との迅速な連携が不可欠で、その鍵を握るのは現場
リーダーである自分のコンサルトだったりして、それはもうプレッシャーのか
かる毎日だった。

　そして今、コンサルトに悪戦苦闘する若手の先生たちを見ていると、どれだ
けいろんな技術が発達しても、そのストレス、苦労は変わらないのだなと実感
する。経験を積めばうまくなるし、自分がコンサルトを受ける立場になれば上
手なコンサルトはどういうものかがよくわかる、というのは紛れもない事実。
でもそんなことを言われても、経験がないからわからないよ、と困ってしまう
であろう研修医や専攻医のみなさんにも、どんなふうに相談をしてもらうと伝
わりやすく、患者さんの利益につながるかというエッセンスを記したのが第1
章 Essence。

　無数にあるコンサルトも、緊急度や状況別に整理すれば、少しでもやりやす
くなるのではないかと考え、日常診療で遭遇しそうな症例を挙げて解説したの
が第2章 Situation。

　そしてコンサルトにとどまらない、さまざまなコミュニケーションが円滑に
進むように、カンファレンスやカルテ記載、紹介状のポイントについてまとめ
たのが第3章 Tips だ。

　どこからでも、日頃の悩みに近いところからめくってみてもらえればと思う。

　一つの山頂を目指すにもいくつもの登山口やルートがあるように、コンサル
トの方法もさまざまだ。患者さんの数だけ、コンサルトする相手の数だけ、違
うコンサルトの仕方がある。だからこの道さえ知っておけば大丈夫、なんてい

う近道はないのだけど、患者さんの健康や幸せという目標に向かって、あなたが少しでも安心して歩くための、道標のような存在にこの本がなれば嬉しい。

2024 年 9 月

柳 井 真 知

目　次

1　Essence

コンサルトってなんだろう？　　2

コンサルトの目標は？　　3

コンサルトをする前に　　4

どう伝える？　　5

コンサルトとは、想像力と思いやりである　　6

コンサルトはリスクマネジメントである　　7

そして、考えよう　　9

後輩力をつける　　10

コンサルトの、そのあとに振り返りを　　12

コンサルトのストレスを減らすために　　13

2　Situation

外来編 1　生命の危険が高い場合 —————————— 18

すんなりいかないとき、どうする？　　21

コンサルトとともに　　22

外来編 2　緊急度が高く専門的治療を必要とする疾患 —————— 25

「王道」が通らない時どうする？　　26

コンサルトとともに　　28

外来編 3　必ずしも専門的治療は要しないが入院が必要な状態 ——— 32

スムーズに進まない時、どうする？　　35

コンサルトとともに　　36

外来編 4　入院か外来通院で良いか悩ましい状況 —————— 40

コンサルタントと意見が一致しない場合、どうする？　　45

コンサルト、その後　　46

外来編 5　そもそも、何を相談すれば良いのかわからない状況 ——— 49

第一に、主訴をつかまえる　51

第二に、主訴を翻訳し、急ぐべき疾患がないか考える　52

変化球の時　54

バイタルサインは必ず確認　54

うまくいかない時　55

コンサルトとともに　56

入院編 1　入院患者の急変: 自分の担当患者さんでない場合 —————— 61

まず、どうする？　62

コンサルトとともに　64

これはやめよう　66

知っておこう　67

入院編 2　入院患者の急変: 自分の担当患者さんの場合 —————— 70

その患者さんのエキスパートになろう　72

コンサルトした後の流れを想像できるようになろう　73

3　Tips

わかってもらえる病状説明をしよう　78

伝わる紹介状を書こう　85

カルテ、退院サマリを書くべきふたつの理由　96

カンファレンスでの情報共有のコツ　99

タイムマネジメントとは何か　102

COLUMN　「まだ帰れない」　15

「動くと痛いんです」　60

「お母さんは死んでない」　76

コンサルト、最後の砦　108

コミュニケーション能力の向上、患者さんの気持ちを理解するのに
役立つかもしれない本　109

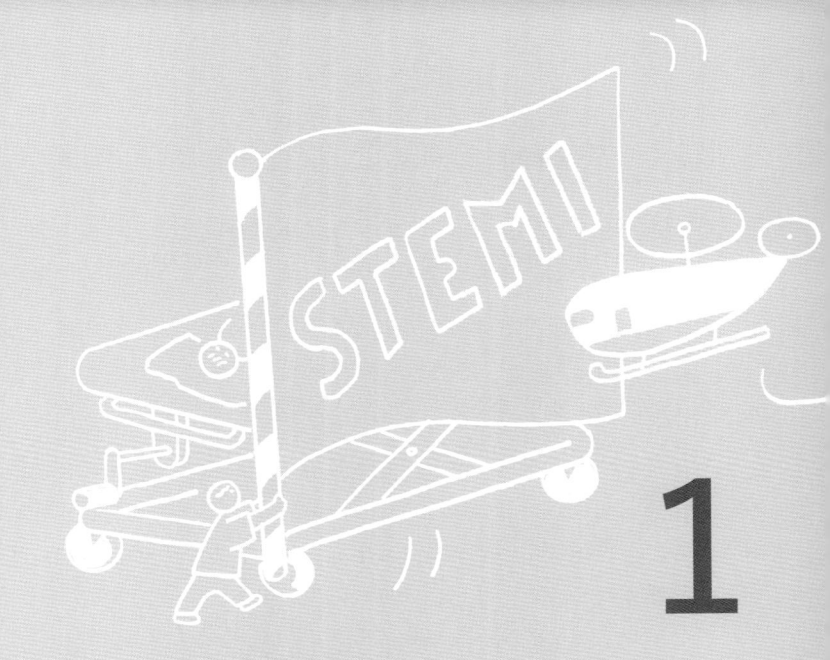

1

Essence

コンサルトってなんだろう？

　臨床の場面でのコンサルトは患者さんの情報を別の医師と共有し、判断を行い、診断や治療につなげることを意味する。そう言ってしまえば終わりだが、コンサルトには押さえておかねばならない三つの大事なポイントがある。

　ひとつめは「患者さんのことを十分に知ること」。当たり前と思うかもしれないが、これができていないために、必要十分な情報を伝えられなければ、コンサルタント、つまり相談を持ちかける相手も迷ってしまうし、何より患者さんが不利益を被る。その場面で患者さんのことを一番よく知っているのは自分である、と自信を持ってコンサルトして欲しいし、その自信が持てるくらいの情報収集をして臨んで欲しい。

　ふたつめは「あなた自身を知ること」。コンサルトとは、あなた自身で判断し実行するには難しいことを、他者に相談し協力して行うことである。ということは、あなた自身が、現在、どこまでできる能力を持っていて、どこからは人の力を借りるべきなのかを把握しておかねばならない。ここができていないと、コンサルタントも「何をすればいいの？」とととまどってしまうし、患者さんが不適切な医療を受けることにつながりかねない。

　三つめは「コンサルタントが何を知りたいか考えること」。これは後で改めて述べるが、コンサルタントが何を求めているかを想像し、情報を整理して、簡潔に伝えることがコンサルトの最終ポイントである。コンサルタントが何を求めているかよくわからないと言う人もいるかもしれないが、あなたがコンサルタントに何をして欲しいか、を考えれば、おのずとわかってくるのではないかと思う。もちろん、それには場数を踏む必要はあるが。

　コンサルトとは、究極のコミュニケーション技術だ。患者さんと、コンサルタントと、そしてあなた自身との。それを意識しながら日々のコンサルトを行って欲しい。

JCOPY 498-14858

🐦

コンサルトのポイントは「患者さんのことを十分に知ること」
「あなた自身を知ること」そして「コンサルタントが何を
知りたいか考えること」

コンサルトの目標は？

　それでは、コンサルトの到達目標はなんだろう？

　ずばり一言、「患者さんにとって最良の転帰（アウトカム）がもたらされるようにすること」である。そのために誰に、どのタイミングで、どのようなコンサルトをするか。それが皆さんのコンサルト能力にかかっているのである。となれば、「今日はこの前怒られたあの先生、コンサルトしたくないなあ」と思っても、例えば、今このタイミングで治療を開始しなければ救命できないという状況であれば、自分のためらいや恥を捨てて相談する「勇気」が湧くのではないだろうか。これはコンサルトに限らず、これからの臨床医人生で悩んだ時にも答えになるのではないかと思う。理不尽な出来事に遭遇したり、自分が適切に評価されていないと感じたりする場面は必ずある。そんな時、ふてくされたり、人のせいにしたりせずに、「でも、患者さんが良くなったから良いのだ」と思えれば、また前に進む力が湧いてくる。その積み重ねがあなたの人生に成果と喜びをもたらすに違いない。

🐦

「患者さんに良い転帰をもたらしているか？」
いつもそこに立ち返ろう

コンサルトをする前に

　「コンサルトの成功」は、準備にかかっていると言っても過言ではない。学生時代、試験対策は全くせずに医師国家試験合格まで乗り切った、という人はまずいないはず（いないと思いたい……）。コンサルトにおいて試験勉強に該当するのはこの場合、「患者さんの情報を最大限集め頭の中で整理しておくこと」にほかならない。年齢、性別は当たり前だが、主訴、既往歴、現病歴、バイタルサイン、診断や鑑別に関係しそうな身体所見、検査結果は必ず言えるように準備しよう。カルテにきちんとまとめる時間があれば最高だが、そんな余裕がないことも多い。これはもう慣れなので、患者さんのこういった情報は頭の中に一度インプットして、書かなくても短時間で覚えられるように日々トレーニングしよう。と言っても、膨大な情報をすべて覚えるのは不可能だ。聴取した中から、想定される疾患を鑑別するのに重要な情報を選び出す必要がある。例えば、主訴が胸痛であれば、killer diseases である急性心筋梗塞、大動脈解離、肺塞栓、緊張性気胸、食道破裂等の鑑別から行うのが普通だ。そうなると、現病歴ならば OPQRST（onset 発症様式、発症時間、palliative and provoke 寛解と増悪因子、quality and quantity 痛みの質と程度、region 痛みの部位や放散、symptoms 随伴症状、time course 時間経過による変化）は最重要ポイントだし、身体所見では頸部、胸部、腹部の所見や四肢の血管の拍動などは意識して診ておきたい。検査ならば心電図等々……と、鑑別に応じて押さえておくべきポイントがある。このポイントを押さえるには、まず、「基本的な知識を身につけるためにテキストや論文で勉強しておく」という基礎の基礎はどうしても必要だ。学生時代にある程度クリアして頭に入っているはずのことではあるが、ここを押さえきれずなんとなく医者になった気がする人は、研修医の間に、もう一度基本に立ち返って、「勉強」して欲しい。日々接する患者さんが教科書だ。症例を経験し、鑑別診断や治療で自分が知らなかったことは成書や論文に戻って勉強し、次の患者さんにフィードバックする。この積み重ねだ。遠回りに見えるかもしれないが、近道はない。これが成功するコンサルトにつながる、唯一無

二の道だ。

✛

コンサルトの成功の秘訣は「準備」にあり

どう伝える？

　準備万端整えて、さあ、コンサルト。実際どうする？　あなたに知って欲しいポイントは、「カンファレンスのプレゼンテーションと似ているけど、ちょっと違う」という点だ。

　よくあるのはこういうコンサルト。「ご相談したいのですがよろしいでしょうか？　70歳男性、主訴は腹痛です。3日前から腹痛があり……」カンファレンスならばこれで良い。しかし、コンサルトの目的はなんだったっけ？　あなたが提示するの情報に基づいて、相手に行動、あるいは判断してもらうことだ。ということは、「自分はどう判断し、相手に何をして欲しいのか」が伝わらなければ意味がない。コンサルタントも忙しい。詳細な病歴を聞く時間がない場合もある。緊急事態で、コンサルタントにすぐに行動して欲しい時もある。だからこそ、考えている診断や病態、コンサルトした目的を単刀直入に、冒頭に言うのが効果的だ。「3日前からの腹痛の70歳男性で、腸閉塞を考えています」「今朝からの腹痛の40歳男性で、虫垂炎を考えており、手術が必要な状態だと思うのでご相談しました」等だ。その一文で「わかりました。いきます」となればベストだし、「そうか。で、どんな経過なの？」となれば、準備していた現病歴や既往歴を引き続きプレゼンテーションすれば良い（特に高齢者では、既往歴や併存疾患が治療方針の判断に関係してくるので、必ず伝えられるようにしておこう）。

　これは医師同士の相談だけでなく、他職種への相談の時にも大事だ。例えば院内ソーシャルワーカーに相談する時など、患者さんを自宅に帰したいのか、転院させたいのか、経済的な問題があり支援を整えたいのか、キーパーソンを

探して欲しいのか、等々、目的を最初に言うことで、相手の話の聞き方も変わってくる。

　ポイントを押さえた効果的なコンサルトがあれば、コンサルタントは的確で迅速な判断ができる。結果、診断や治療の早期対応が可能になって、患者さんの良いアウトカムが得られる可能性が高まる。

🕊

どう考えていて、何をして欲しいのか？　明確に伝えよう

コンサルトとは、想像力と思いやりである

　ここまでぶれちゃいけないコンサルトの軸を話してきた。木で言えば幹のようなものだ。ここからは、コンサルトの成功率をさらに上げる、ちょっとした工夫というか、「枝葉の部分」を提案しよう。

　コンサルトの極意って、なんだと思う？　と聞かれたら私はこう答えるだろう、「想像力と思いやりである」と。

　ひとつは、「患者さんに対する想像力と思いやり」。これは、患者さんの病状や背景を把握し、どういうアウトカムにつなげるのが一番良いのか、というこれまで話してきた「軸」に他ならない。

　もうひとつは、コンサルトする相手、「コンサルタントに対する想像力と思いやり」である。「アンタがコンサルトを受ける立場になったから言ってるんでしょー」とそっぽを向かないで聞いて欲しい。これを意識することで、あなたのコンサルトの成功率が上がると思うのだ。

　おそらく「さあ、コンサルトするぞ！」と意気揚々のあなたは、自分と、自分の患者さんのことだけで頭がいっぱい。他に診療を担当している患者さんもいたりすると、とにかくこの患者さんのことをなんとかしないと、とさらに焦るかもしれない。急いで電話をかけて、伝えなければ……と意気込んでいるだろう。その気持ちはとてもよくわかるのだが、ちょっと深呼吸して、コンサル

トする相手の状況を想像して欲しい。常時、コンサルトを受けることだけに専念できる医師は日本の臨床現場では少ない。外来中かもしれないし、患者さんとの面談中かもしれないし、手術中かもしれないし、忙しい合間にやっととれた食事中かもしれない。超、急ぐ状況でなければ、コンサルタントが今何をしていそうか確認しよう。できることとしては、外来の診療担当表を確認する、手術予定表を確認する、当直表を確認する、等だ。急がない場合は外来看護師や手術室窓口にまず電話して、状況を聞いたり、伝言を残してかけ直してもらったりということもできる。急ぐ状況だが応答してもらえない場合は、手の空いている医師を教えてもらうこともできるだろう。病院によって、日によって、状況はさまざまだが、コンサルタントの状況を想像し、多少の思いやりを持つことで、コンサルトをする自分自身の「心の準備」もでき、落ち着いてコンサルトができるのではないだろうか。

とはいえ、最優先すべきは患者さん。コンサルタントの状況を忖度していられない緊急度の高い、重症患者さんを前にした場合については各論で述べるので参考にして欲しい。でも、基本的には、そういう気持ちを持っておくと、コンサルトがしやすくなるよというアドバイスだ。

「言霊」というように、気持ちをこめた言葉は力を持つ。あなたの少しの「思いやり」が、コンサルタントに届けば、そのコンサルトは成功間違いなしだ。

患者さんと（ちょっとだけ）コンサルタントへ
想像力と思いやりを

コンサルトはリスクマネジメントである

ここまで読んできて、「なんだかめんどくさいなあ。コンサルトなんて、自己流でいいじゃない？」あるいは「自分一人でだいたい処理できるよ。困ったところで相談すればいいじゃん」と思ったあなた。

　もう一度、コンサルトの目標を思い出して欲しい。それは「患者さんにとって最良の転帰をもたらすこと」だった。言い換えるとコンサルトは「患者さんにとって有害なことが起こらないようにするための、リスクマネジメント」なのだ。

　研修医時代、知識もできることも限られているのは当たり前。その状態で誰にも相談せず突き進めば、望ましくない方向へいってしまうことは十分あり得るし、その到達点が患者さんに不利益な結果をもたらす可能性もある。転ばぬ先の杖ではないが、相談をすることで早めの方向修正ができる。

　そのためには先程も少し述べたが、「自分がどこまでできて、理解しているか。逆にどこからができそうにない、あるいは理解できていないのか」をしっかり把握し、それをコンサルタントに伝える必要がある。端的に言えば、「この患者さん、自然気胸で、ドレナージが必要だと思うのですが、手技をひとりでやったことがないので、一緒についていただけませんか」とか、「この患者さん、症状と聴診からは気胸を疑ったんですが、X線でははっきりわかりません。診断のためどうしたらいいですか」などだ。

　コンサルタントの立場として、一番困るのが、悪意はないにせよ「嘘をつかれること」だ。例えば、聴取していない病歴を聴取したことにして、でっち上げてしまう。見ていない身体所見を見たことにしてしまう。十分確認していないのに、「検査結果は問題ありません、大丈夫です」と言ってしまう。これをコンサルタントが信じて判断したら、見逃しや治療の遅れから最悪の結果につながりかねない。一度でもこういうことをして「信用ならないヤツ」としてコンサルタントに認識されると悲劇だ。次からどんなに誠実にコンサルトしても、信頼してもらえない。聞いていなければ「聞いていません」、確認していなければ「確認していません」、わからなければ「わかりません」と正直に言って欲しい。そうすれば、コンサルタントは、あとここからの情報を集めればいいな……と判断できる。

　これが最初に述べた「あなた自身を知る」ということ。そして「自分がどこまでできて、理解していて、どこからができそうにない、あるいは理解できていない」という感覚を常に把握することは、生涯にわたり重要だ。これから自

分が学ばなければいけない領域がわかり、自分の能力を広げていく手がかりになる。研修医生活を終えた後も、自分ひとりでは解決困難な状況に必ず遭遇する。助けを呼ぶべき状況だとまず認識できること、そして誰に助けを求めたらよいか判断できること、は臨床現場でのリスクマネジメントの基本である。ぜひそのことも意識して積極的にコンサルトをして欲しい。

❧

自分のできること、できないことを把握しよう
正直は最善の策

そして、考えよう

　どこまで自分でできるかを把握することはとても大事だと述べた。では、できないことはできないままでよいのだろうか？

　人の成長の速さには差がある。もともとの能力もあるとは思うが、私が後輩の先生たちの中で成長が速いなと感じる人の特徴のひとつが「自分で考える努力をしていること」だ。コンサルタントに患者さんから得た情報を伝えるのは言うまでもなくコンサルトの必要条件。しかし、それだけで十分、とは考えて欲しくない。よく新人の心得は「ほうれんそう（報告、連絡、相談）だ」と言われる。もちろん最初はそれでよいのだが、コンサルトを重ねるにつれてそこに「自分の判断」つまり「アセスメント」をにじませられるようになって欲しいのだ。勘違いして欲しくないのだが、これは「あてずっぽうの予測」とは違う。たまに「この患者さんは〇〇だと思います！」と自信を持って言ってくれる先生がいて、おおっと思うが、その根拠を聞いてみると「なんとなく……」と言われてがっかりすることがある。私たちは患者さんの診療に責任を負う科学者だ。もちろん経験を積めば「この患者さんは〇〇のにおいがする……」という「勘」が働くようになるが、あなたはまだその段階ではない。きちんと、裏づけとなる情報集めをした上で、根拠に基づいて「アセスメント」を立てて

欲しい。これは練習が必要だ。考えないでコンサルタントや上級医に丸投げ、を続けているといつまで経っても上達しない。研修医を終えてひとりで判断しなければいけなくなった段階で手痛いしっぺ返しを受ける。いろいろな練習の仕方があると思うが、私の提案は「カルテにアセスメントまで記載すること」だ。ここまでわかっている病歴や検査所見から、どういうことが考えられるか「A（assessment）」を記載する癖をつけて欲しい。さらにその中で、「ありそうなもの（s/o［suspect of］と書く人もいる）」と「可能性は高くはないが、見落としてはいけないもの（r/o［rule out］と書く人もいる）」を上位に記載するようにしよう。可能なら、「P（plan）」まで書けるとなお良い。これをコンサルトする前にカルテにまとめられるようになると、コンサルトもしやすくなるし、あなた自身の成長にも必ず役立つ。もちろんここまでカルテに書いていられない緊急事態もあるだろうが、このように「考える」習慣に慣れておけば、カルテに書かなくても頭の中でぱっとまとめることができるように必ずなる。コンサルトを「考えるためのトレーニングの場」にしよう。

アセスメントを自分で立てる努力を

後輩力をつける

後輩力なんて言うと、先輩におべんちゃらを使う、うざい奴を思い浮かべ、かっこ良くない、と興ざめするかもしれない。しかし、臨床現場では、上級医の言うことをはいはいと聞いているのが「後輩力」ではない。「上級医と十分にディスカッションできる力」こそが後輩力だと私は思う。コンサルトの場面では、自分がどこまで理解できているか、さらにどう考えているかを示すことが重要だと述べた。それを明瞭にコンサルタントに提示し、コンサルタントと診断や方針についてディスカッションする。その力を身につけて欲しいのだ。そのためには何度も言うが基本となる勉強の積み重ねや考える努力は必須。ディ

スカッションの深さによってコンサルタントも「こいつは勉強しているな」とすぐにわかる。コンサルタントの知識の扉を開けて、どんどん供給してもらうことができ、大変お得である。さらなる成長につながるだろう。

　そうは言ってもなかなか勉強が追いつかない、苦手だというあなたには、日ごろから上級医とコミュニケーションをとっておくことをおすすめしたい。これも決してゴマスリしなさいと言うわけではない。患者さんや疾患に興味を持ち、疑問点を教えて欲しいという熱意を日頃から見せ、積極的に上級医とのかかわりを持って欲しいのだ。新型コロナウイルス感染症の流行を契機に、飲み会など仕事を離れた場での上級医との交流の場が減った職場も多いと思う。なので臨床現場でコミュニケーションを図るしかない。教えて欲しいという熱意を持った後輩を前に嫌な気分を持つ人はいない。もし冷たくあしらわれたら……もしかしたらたまたま体調が悪いとか忙しいとかかもしれないので、もう一度くらいトライしてみて、それでもダメなら他の上級医に当たってみてもいいかも。

　コンサルトの心情を想像してみて欲しい。一度も話したことがない、一度も相談を受けたことのない研修医より、日頃からよく質問してくれている研修医のほうが「お、あいつか」と話を聞けることは容易に想像がつくだろう。ちょっと顔を知ってもらっている、というだけでも違う。あなた自身から見ても、初めて話す上級医より、これまで会話を重ねてきて、人となりもなんとなくわかっている人のほうがコンサルトしやすいのは間違いないはず。そういう意味でも、コンサルトの成功のカギは、コンサルト前にあるのだ。

健全な「後輩力」を身につけてコンサルトの ハードルを下げよう

コンサルトの、そのあとに振り返りを

コンサルトが終わってコンサルタントに引き継げた。やれやれ、これでひと区切り。しかし、そこで終えてしまっていてはもったいない。翌日や数日後で良いので、自分が相談した患者さんがその後どうなったのか、最低限カルテを見て、場合によっては患者さんのベッドサイドに行って、復習して欲しい。自分が、あるいはコンサルタントが立てたアセスメントで正しかったのか。もし違っていたとすれば、どこが不十分だったのか。最初の評価だけではわからず、経過を追うことで判明してくるケースは臨床では山のようにある。

AHA（American Heart Association）の蘇生講習で使われる、ACDA サイクルという言葉がある。Assess（評価）、categorize（分類）、decide（決定）、assess（再評価）という、蘇生行為の流れを示すものだ。これは、日常診療でも常に行っている、あるいは意識して行うべきものだ。つまり、日常診療では、A（評価）が問診や診察、C（分類）がアセスメント、D（決定）が検査や診断、治療方針の決定に当たる。あなたがコンサルトをした場合、A（評価）は主に自分で、C（分類）、D（決定）をコンサルタントと一緒に行うという場面が多いと思うが、コンサルトをしたところで満足してしまうと最も大事な最後のA（再評価）を忘れてしまう。これはもったいない。大学までの勉強でも「予習より復習が大事」とよく言われたと思うが、臨床現場でも同じで、（再）評価、つまり振り返りが最も大事なのである。あなたに診察をさせてくれた患者さんの存在を決して無駄にせず、必ず、自分とコンサルタントの行った診療行為の再評価をして、次につなげて欲しい。

同じような背景や主訴の患者さんは、必ずまたやってくる。その日のために、ぜひ、今日のコンサルトを無駄にせず学んでいこう。

❦

コンサルトしたら終わりではない。その後の患者さんの
経過を追うようにしよう

JCOPY 498-14858

コンサルトのストレスを減らすために

　臨床研修制度が浸透して、研修医がひとりで患者さんを診て帰すという場面は少なくなり、コンサルトは研修医にとって避けて通れない診療の一過程となった。しかし、コンサルトは研修医の間だけで終わると思っているあなた、それは大きな間違いだ。年数を重ねても、自分の専門領域だけですべて解決する患者さんばかり診療できるわけではない。必ず、他領域の専門家の力を借りる場面が出てくる。つまり、コンサルトは（頻度の差はあれ）すべての臨床医に一生ついて回る責務なのである。「コンサルトするの好き」っていう人は、私も含めいないんじゃないだろうか。患者さんに対する責任もあるし、自分のメンツやプライドも無視できないし、コンサルタントも話のわかる人とわからない人がいるし。絶対にストレスなしにはできないコンサルト。しかし、避けては通れない以上は、少しでも上手なコンサルトができるようになって、ストレスを減らしたいものだ。これまでお話してきた、さまざまな「コツ」を踏まえて欲しいのは言うまでもないが、それに加えてふたつの「コンサルト上達法」を提案しよう。

　ひとつは人がコンサルトしているのを聞いて学ぶ、という方策。自分が当事者ではない立場で聞くと、あの言い方だと要点が伝わってないだろうなとか、あるいは逆になるほどそういうプレゼンテーションの仕方もあるのか、など、余裕を持って批評できる。要するに盗み聞きである。人の経験を自分の肥やしにして成長しよう。

　もうひとつは、自分自身が相談を受ける立場になる機会を持つことだ。医療現場であれば、看護師さんをはじめとする他職種の医療者から、相談を受けることがあるだろう。なるほど、こういうふうに患者さんの説明をしてもらうとすっと入って来るのか、あるいは最初にこのキーワードを言って欲しかったな、とか、自分のコンサルトに生かせる気づきが必ずあるはず。

　日常生活も学びの場だ。友達からの相談事や、家族や親類からの相談事を、ぜひ面倒くさがらずに聞いて欲しい。自分が相談される立場になると、どうい

うふうに持ちかけてもらうと相談に乗りやすいのか、親身になって考える姿勢になるのか、感じとれるのではないかと思う。そういう意味では、家族や友達から相談してもらえる良い関係を作っておくことも大事だ。

コンサルトは一生続く。コツを学んで
ストレスを減らすに越したことなし

JCOPY 498-14858

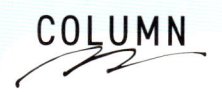

「まだ帰れない」

　心不全、腎不全末期の 80 代の男性が浮腫と食欲低下で入院した。透析の希望はない。利尿薬で少し浮腫も良くなり退院するなら今しかないと思うけれど、「まだ、こんな状態じゃ帰れない」とご本人。残された時間は長くなく、家で過ごすなら最後のチャンス、とまずご家族に説明したところ、本人にもそれを伝えて欲しいとのこと。言葉を選びながらお話ししたあと、ご本人、家族で話し合いをされ、訪問看護、訪問診療を受けつつ家に帰ることになった。「やっぱり帰ってきて良かったよ」。そんな笑顔の 1 ヵ月後、旅立たれた。

　がん終末期の独居の 90 歳目前の男性。だんだんと体力がなくなり、転倒を繰り返して入院したけれど、「どうしても帰りたい。家で晩酌したい」。娘さんも一時同居してくれることになり自宅へ退院。お正月を迎えることは難しいと思います、と娘さんにはお話しておいた。家で念願の晩酌を楽しみ「家はいい。先生、帰りたいっていう患者は帰してあげないといけないよ」という言葉を残し、孫、ひ孫に囲まれて穏やかなお顔で逝かれた。後日病院へあいさつに来られた娘さんより「いやー、年は越せると思ってたんですけどね」。

　「まだ帰れない」の「まだ」には、もう少し待てば病状が良くなるのではという患者さんの期待がある。そして、こんな状態で帰っても迷惑をかけるんじゃないかという家族への気遣いがある。余命を告げても、もっと長く生きてくれるはずだという家族の願い。医学的判断に基づいて冷静に話をしても、患者さん本人や家族の「生きたい」「生きてほしい」という思いや、お互いを思いやる気持ちがその内容をポジティブにゆがめる。お互いへの思いが強ければ強いほど。その「冷静と情熱のあいだ」の落ち着きどころを定め、「患者さんが幸せな人生を全うし、家族にできるだけ良い思い出を残す」という目標を達成すべく努力するのも、私たち医療者の責務だと考えている。

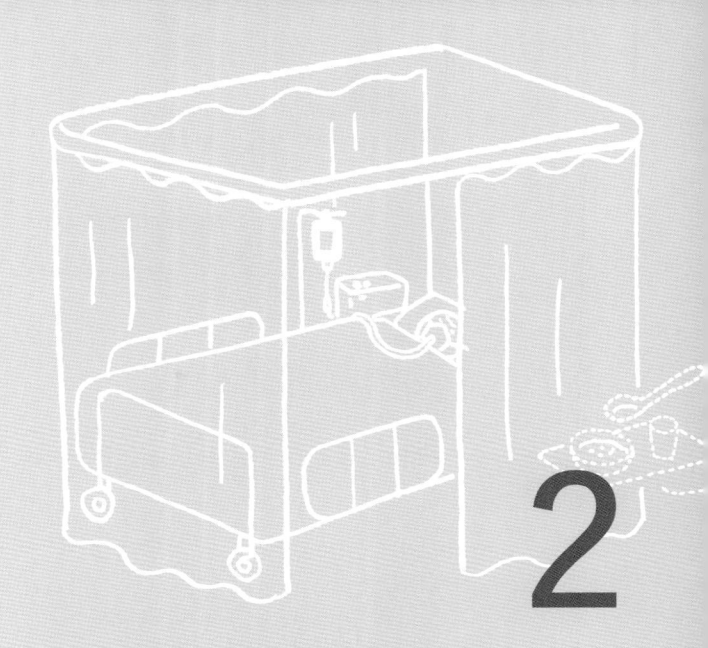

2

Situation

外来編 1

生命の危険が高い場合

コンサルトのコツ

タイミングが重要

設定 そろそろ、進路を考えないと、と思い始めた研修医2年目の夏です。

▼

症例

87歳女性。老人ホームに入所している。認知症もあり、はい、いいえ、程度の簡単なやりとりしかできない。関節リウマチでステロイドを飲んでおり、糖尿病でインスリン注射をしているという。

施設でインフルエンザが流行っているそうだ。昨日から38℃台の熱が続いており、今朝は嘔吐して食事がとれなかったと施設職員が連れて来た。

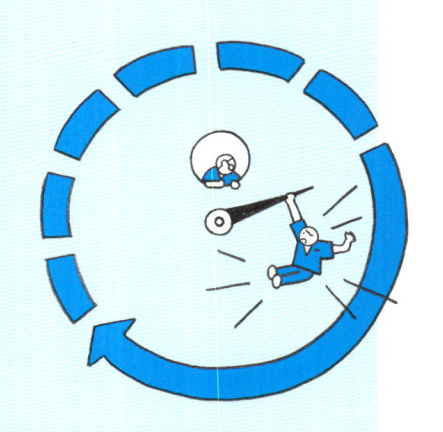

ストレッチャーに寝た状態で、呼びかければ目を開けるが発語はない。橈骨動脈の拍動は弱く、脈は速いようだ。手は冷たく SpO_2 がなかなか測れない。脈拍 110 回/分、血圧 100/45 mmHg、体温 37.5℃、呼吸回数 30 回/分。

JCOPY 498-14858

高齢者の熱かあ……。まあ、感染症なんだろうな。でも、いま手を切った患者さんの縫合にとりかかろうとしてたんだよなー。とりあえず採血オーダーして、コロナとインフルエンザの抗原検査して、結果が出るまでに縫合を終えちゃおう……と、計画を立てて、縫合も終わろうとする頃。

「先生、血管がなくて、ルートもとれないし、採血もできません。先生代わってください」と声をかけたまま看護師さんはどこかへいってしまった。

仕方ない。でもどう考えても自分より看護師さんのほうがルート確保も採血も経験が多いと思うんだけどな……と心の中で呟きながら、患者さんの元へ戻り、血管を探していたら。

ん……？　なんだかモニターのアラームがしきりに鳴っている。「血圧 78/40 mmHg!?」やばい！　上の先生を呼ばなきゃ！

「先生、87 歳の女性が来てて、血圧が下がってます！」

コンサルトの「内容」は間違っていない。高齢女性で、血圧が下がっていると言えば、緊急事態だということは伝わるだろう。問題はコンサルトの「タイミング」だ。

診療や教育の環境にもよるとは思うが、真面目でよく勉強している研修医の先生ほど、きっちり診断をつけて、検査結果をそろえてからコンサルトをしないといけない、と思っている人が多いかもしれない。これはコンサルタントにも責任があり、「この所見とってないの？　この検査やってないの？」とねちねち言われた記憶があると、より「完璧に準備して突っ込まれないようにしよう」と考えるのは当然だ。ただ、それは時と場合による。検査結果が出るまで、あるいは診断がつくまで相談せず自分ひとりで診ていて大丈夫なのかどうか、と考えるのがまず大切だ。この患者さんの場合、初期評価の時点で、注意すべき情報や所見がいくつかある。ステロイドを使っていること、糖尿病であること、嘔吐しており食事もとれていないこと、SpO_2が測定できないくらい末梢が冷

たいこと、普段発語のある人なのに話ができないこと、脈拍が収縮期血圧を上回っていること、頻呼吸であること。

　関節リウマチの治療は進歩しステロイドを長く必要とする患者さんは減ってきたが、長年のステロイドを中止できないままの人もいる。こういう患者さんは、長期間のステロイド投与で薬剤性の副腎不全があると考えるべきだ。副腎不全の患者さんはあらゆるストレスに対し脆弱で容易にショックに陥る。また高齢に加えステロイド内服歴と糖尿病があるということで、免疫不全の状態であり、感染症にかかりやすく、重篤になりやすい。嘔吐という症状も重篤な状態を示唆する可能性があるし、さらに食事がとれていないということは脱水により循環血液量も減っていて、循環不全になりやすい状況と言える。とても寒い環境でもないのに末梢が冷たいのも、末梢血管が収縮して重要臓器に少ない血液を供給しようとする循環不全を裏づける所見だ。収縮期血圧が3桁あるから大丈夫、なんて思っていないだろうか。ショック指数[*1]は簡便で、出血性ショックだけでなく、その他のショックでも有用な重症予測因子。この患者さんのように脈拍が収縮期血圧を上回っていたら、危険な状態だと考えるべきだ。意識障害や頻呼吸はqSOFA[*2]やNEWS2[*3]に含まれる項目で敗血症あるいは敗血症性ショックを疑う所見である。SpO_2が測れないのは、循環不全のためだけでなく、呼吸不全も合併しているのかもしれない。

[*1]　ショック指数（shock index）＝脈拍あるいは心拍数（回/分）/収縮期血圧（mmHg）。正常は0.5〜0.7。>0.8でショックの可能性があり、>1.3の外傷患者で入院や死亡率が上昇する、≧1の重症敗血症患者の死亡率が上昇する等の報告がある。（Rady MY, et al. Ann Emerg Med. 1994: 24: 685-90, Al Jalbout N, et al. Emerg Med J. 2019; 36: 293-7, Berger T, et al. West J Emerg Med. 2013; 14: 168-74.）
[*2]　qSOFA＝①呼吸回数22回/分、②収縮期血圧≦100 mmHg、③意識状態の変容のうち2項目以上を満たす感染症患者で敗血症を疑う。その信頼性には議論もあるが、一般病棟やERでは簡便でもあり有用な場面が多い。（Singer M, et al. JAMA. 2016; 315: 801-10）
[*3]　NEWS2＝National Early Warning Score 2、早期警告スコア。（後述、p. 67 入院編1の表2参照）

　内服歴まではいかなくても、既往歴や併存疾患は施設職員や家族、救急隊から聴取できることが多い。糖尿病の高齢者で熱、と聞いた時点で、これは要注意というアンテナを働かせよう。ただちにバイタルサインを確認し、今回のよ

うな場合は即座にコンサルトだ。検査結果を待っていてはいけないし、他のより落ち着いている患者さんには申し訳ないが待ってもらおう。ここでのコンサルトは、「重症の患者さんがいるので、とにかく来て欲しい。人手がいるんです」ということを伝えるのが重要。

「ステロイドを使っていて、糖尿病もある87歳の女性が発熱で来ています。頻脈、頻呼吸があって、重症だと思うので、一緒に診ていただけませんか」

すんなりいかないとき、どうする？

「研修医は診断までつけてコンサルトすべきだ」というポリシーのコンサルタントもまだ存在するかもしれない。そんな場合の対策を考えてみた。

コンサルタント「熱って何の熱？　ちゃんと調べたの？　調べてから連絡して」
あなた「はい、これから採血とか培養とか出そうと思ってますが、敗血症性ショックの可能性が高いと考えています。抗生剤もすぐ投与したほうがいいと思うので、先生のご判断を早めにいただきたいんです」
➡ 正攻法はこれだろう。なぜ敗血症性ショックだと思うのか尋ねられる可能性はあるので、判断の根拠（感染のハイリスク患者で頻呼吸、意識障害がある、など）を言えるように準備しておこう。

あるいは
あなた「はい、これから採血とか培養とか出そうと思ってます。ただ意識も悪くて、嘔吐してて、明らかに悪そうなんです。早く診ていただいたほうがいいと思うんですが」
➡ 頻呼吸や頻脈が危険なサインだと気づかない人は結構いるが、意識レベル低下というキーワードには反応してくれる人はいるので、そこを強調するのは方策のひとつ。意識障害も、循環不全や中枢神経系の感染症を示唆す

る重要なサインだ。

あるいは

あなた「はい、これから採血とか培養とか出そうと思ってます。ただ、いま救急外来もとても混雑していて、他の先生も手が離せないみたいで、僕ひとりではとても対処できそうにないので、最初から一緒に診ていただけませんか」

➡ こちらの窮状を率直に訴え助けを求める作戦。忙しいときはひとりでも人手を増やすこともコンサルトの目的である。

コンサルトとともに

　まずはこの患者さんが免疫不全や循環不全をきたしやすい基礎病態を持っており、短時間のうちに敗血症性ショックに至る可能性がとても高いと意識して診療を始めるのが第一歩。そのためには先に述べたようなレッドフラッグを知っておかねばならない。敗血症は診断と治療を並行して行っていくべき病態なので、できるだけ早く診断に有用な身体所見をとり血液ガスを確認し、培養検査を含めた検査をオーダーしつつ、感染源がどこなのか考えていこう。研修医のあなたがこれをひとりで行うのは大変なので、あなたの懸念を他の医師や看護師に伝え、集まってもらおう。重症感染症治療のふたつの柱、感染のソースコントロールと抗菌薬のうち、ソースコントロールについてはドレナージや手術など、専門科の協力が必要な場合もあることも念頭におき、今後他科の医師にもコンサルトする可能性も考えて準備をしよう。敗血症ではできるだけ早期の抗菌薬投与が推奨されているので、迅速に必要な培養検体を採取し、どのような抗菌薬を選択すれば良いのかまでコンサルタントとディスカッションできるとさらに良い。敗血症性ショックに至ってしまった場合の対策、輸液、昇圧薬といった基本に加え、副腎不全のある患者さんでは初期からステロイドの投与が必要になる場合が多いので、そういった薬剤も必要になるかもしれない、と心の準備もしておくと慌てないだろう。

　研修生活も進んでくると、複数の患者さんを同時に診療しなければならない場面は必ず出てくる。どの患者さんを優先して診るべきかというトリアージを的確に行い、その優先順位に従って診療できるようになれば、忙しい外来診療もきっとうまくいくようになる。

ここがポイント

✓ **コンサルトをする前に、あなたが知っておくべきこと**
その主訴についての「危険だと思うべき背景や徴候」は何か
「バイタルサインの異常」とは何か

✓ **いつコンサルトする？**
背景疾患の把握、バイタルサインの異常を把握したらただちに
悪くなりそうな予感がしたらただちに
詳細な検査結果を待たない。タイミングが大事

✓ **誰にコンサルトする？**
最初はだれでもいいので自分より経験や知識のありそうな人に。人手を増やすことも目的

✓ **どのように？**
「ステロイドを使っていて、糖尿病もある 87 歳の女性が発熱で来ていて[1]、頻脈、頻呼吸があって[2]、重症だと思うので、来ていただけませんか」

　　1）背景として必要な情報を伝える
　　2）緊急事態だと伝わるキーワードを入れる

あるいは
「ステロイドを使っていて、糖尿病もある 87 歳の女性が発熱で来ていて、

敗血症だと思うので来ていただけませんか[3]」

3) 診断名で重症であることを伝える

✓ 目指すところ

医師、看護師に集まってもらい、早期診断と同時に治療を開始する

✓ 伝えるべきポイント

（この患者さんの病状が危険と判断した根拠）背景、バイタルサイン

✓ コンサルトと並行して行うこと

人を集める

必要な検査を行う

他に呼ぶべきコンサルタントはいないか考える

抗菌薬を考える

ショックに備える

✓ 同様に「一刻も早いコンサルト」が適切な病態、疾患

すべてのショック、呼吸不全

バイタルサイン（意識、呼吸回数、SpO_2、脈拍、血圧）の異常

急性心筋梗塞、大動脈解離、肺塞栓

急性期脳梗塞

高エネルギー外傷

JCOPY 498-14858

外来編 2

緊急度が高く専門的治療を
必要とする疾患

コンサルトのコツ

一文コンサルト

設定 初期研修が始まって6カ月。ちょっと当直にも慣れてきた夜です。

▼

症例

58歳男性。なんとなく胸が重苦しいと言って歩いて受診。顔色は悪いが橈骨動脈で脈はしっかり触れる。「胸部症状」なので寝かせて心電図をとったらV1〜4でSTが上昇していた 図。

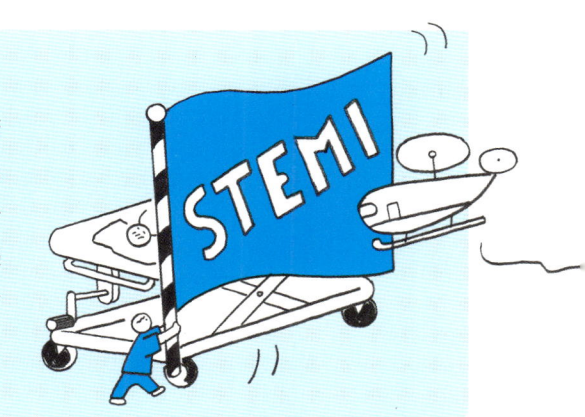

今日の内科当直は循環器内科。ラッキー！　電話しよう。

「あのー、心電図とったら、STが上がっているんですが……」

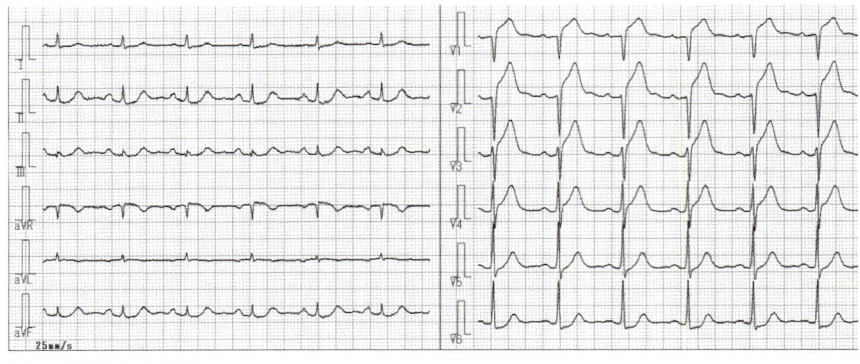

図 症例の心電図

　これで通じないことはない。優しいコンサルタントなら、「はい、はい」と言ってきてくれるだろう。が、ここはずばり「STEMI（ST 上昇型急性心筋梗塞）の患者さんが来てます！」で良いと思う。「STEMI」の一言で、緊急度が高く、専門的な治療が必要であることが伝わるからだ。「一文コンサルト」である。

「STEMI（ST 上昇型急性心筋梗塞）の患者さんが来てます！」

　これで良い。

　もちろん、診断「王道」は心筋逸脱酵素の上昇、病歴聴取だし、余裕があれば心エコーでも当てられれば良い。しかし、それは専門医が来てから行っても良い話。万一、これが STEMI 以外の疾患、例えば心筋炎や心膜炎等であったとしても、治療方法があって急ぐ疾患を先に考えるのが「王道」である。

「王道」 が通らない時どうする？

　「でも、本当に一文コンサルトで来てくれる？」と思ったあなた。確かにコンサルタントも人間。眠い、食事中、他の患者さんの対応中、などで、すぐに来られない雰囲気をかもし出されることも十分に予想される。

そんな時のための「予想される質疑応答」を考えてみた。

コンサルタント「えー、ほんとに STEMI ？　ちゃんと心電図見た？」
あなた「はい、当直の上の先生と一緒に確認しました！　でも、先生、一緒に心電図を見ていただけませんか？」
➡ ベッドサイドに来て一緒に心電図を確認して欲しいという気持ちを伝えよう。心電図を見てもらうというだけでなく、ベッドサイドに来れば、患者さんがどの程度苦しんでいて、バイタルサインがどのように変化していて……という切迫感を感じてもらえて、コンサルタントのペースががらりと変わることはよくある。

コンサルタント「えー、ほんとに STEMI ？　いま他の患者の対応中なんだよね」
あなた「お忙しいところすみません。でも、本当に STEMI だったら急ぐと思うので、先生、電カルでちょっと心電図見てもらえませんか？」
➡ 患者対応中であれば、どこでも電子カルテは開けるはず。相手の状況を利用してなんとか患者さんの情報を見てもらおう。（本当はそんなことをしている余裕はないのだが）せめてカルテだけでも開いてもらえれば一歩前進。対応中の患者さんよりも急ぐ状況であるとわかって来てくれるか、他の医師を派遣してくれるとか、道が開ける可能性が出てくる。

コンサルタント「えー、ほんとに STEMI ？　STEMI って何のことか知ってるの？」
あなた「はい、ST 上昇型急性心筋梗塞です。胸部不快感は 1 時間前からでまだ続いていますし、冷汗もありますし、V 1〜4 で ST が上昇していて、Ⅱ、Ⅲ、aVF で ST が低下している reciprocal change（対称性変化、mirror image: 鏡面像）(図) がみられるので、STEMI だと思います」
➡ ここまで言われてやって来ないコンサルタントだったら、もう専門医の看板を下ろして欲しい……。しかし、これは私が研修医の頃にも経験した対応で、コンサルタントの中には、見に来てくれるつもりでいても、こちら

の知識を試してくるひねくれた（教育的な？）人もいるのである。そういう人にも対応できるよう、「これがポイント」という、疾患の肝みたいなところを勉強しておくのは大切。もっと言えば、いけずなコンサルタントにも「こいつは優秀だ、こいつなら任せられる」と思わせ、今後の信頼感を勝ち取る絶好の機会くらいに思って臨んで欲しい。

コンサルトとともに

　コンサルタントがベッドサイドに来るまでに、少し時間があるかもしれない。その間にできることを考えよう。緊急度・重症度の高い疾患が疑われる患者さんに遭遇した時の鉄則は、①人手を集める、②情報を共有する、③最悪を考え準備する、である。上級医でも同期でも、手の空いている医師に声をかけ、できるだけ仕事のできそうな看護師さんか、責任者と思われる看護師さんに「STEMI です！」と伝えて、人手を集めてもらおう。モニターをつけ、除細動器もすぐ使えるようにスタンバイ。急性心筋梗塞では前触れなく心室細動が起こることもあるから。人が増えればできることも増える。血液検査など専門的治療開始前に必要で、ただちにできる検査を行う。発症時間は重要だし、既往歴や内服歴、アレルギーの有無なども今後の治療に関係する。病歴を聴取し、薬手帳など持ってきていないか、かかりつけ医に情報提供を依頼できないか考えよう。追加で収集した情報をコンサルタントに伝えよう。抗血小板薬など治療の前投薬の準備も行おう[*1]。

　もし患者がひとりで病院に来ていたら、来院できる親族や知人がいないか確認し連絡をとろう。もちろんそんな余裕がなければ他のスタッフに依頼しても良い。なかなか時間がないかもしれないが、最初にこの患者さんに遭遇したのはあなた。あなたしか持っていない貴重な情報をカルテに箇条書きでもいいから書き留めておくと、コンサルタントが情報を集める時の助けにもなる。あとで時間ができた時にきちんと完成させるのを忘れずに。

　一連の迅速な対応ができるためには、あなたがこの疾患を緊急度が高く、重

症度も高く、場合によっては命にかかわる疾患であり、一刻も早い専門的治療（再灌流療法）が予後に関係すると知っていなければならない[*2]。そういう意味で研修医であっても「事前の知識、勉強」が求められるのは当然のこと。コンサルトをする前から準備は始まっているのだ。

[*1]　できるだけ早くアスピリンを飲ませることが急性心筋梗塞の死亡率改善につながる。アレルギー、アスピリン喘息、重篤な血液疾患など禁忌がない限り、アスピリン 162〜200 mg（通常 100 mg 錠を 2 錠）をかみ砕いて服用させる。アスピリンは腸溶錠としてゆっくり効くようコーティングされているため、かみ砕かないと抗血小板作用の即効性が発揮できない。

[*2]　Door to balloon time とは、病院到着から経皮的冠動脈形成術（PCI）までの時間。短いほど予後が良い。発症 12 時間以内の STEMI に対しては、救急隊を含む医療従事者との接触から 90 分以内に PCI を行う（バルーンを拡張させ冠動脈を再灌流させる）ことが目標。
〔＊1，＊2 いずれも日本循環器学会，他．急性冠症候群ガイドライン（2018 年改訂版）．2019 年発行，2022 年更新を参照〕

ここがポイント

 コンサルトをする前に、あなたが知っておくべきこと

「胸が苦しい」人が来た時に……

緊急性の高い疾患は何か

重症度の高い疾患は何か

専門的治療が必要な疾患は何か

治療までの時間が予後と関連する疾患は何か

 いつコンサルトする？

疾患を疑ったらただちに！

 誰にコンサルトする？

循環器内科医

まだ来てくれていなければ、上級医

✓ どのように？

「STEMI（ST 上昇型急性心筋梗塞）の患者さんが来てます！[1]」

あるいは

「胸部圧迫感の 58 歳男性で、心電図をとったら STEMI でした！[2]」

> 1) 一文で！
> 2) 年齢によってコンサルタントのスイッチの入り方も違うかもしれないので、情報を追加。しかしあくまで一文で

✓ 目指すところ

専門医にベッドサイドに来てもらい、治療につなげる

✓ 伝えるべきポイント

疾患名、可能ならば発症時間、必要なら症状

✓ コンサルトと並行して行うこと

人を集める

モニター、除細動器などを準備し最悪に備える

病歴を聴取する

必要な検査を行う

家族、親族がいるか、いれば連絡を試みる

可能な範囲でカルテに記載する

✓ 同様に「一文コンサルト」が適切な主訴、疾患

胸痛、背部痛: 急性大動脈解離

頭痛、意識障害、嘔吐: くも膜下出血

腹痛: 消化管穿孔（特に下部）

腹痛、ショック: 腹部大動脈瘤破裂

片麻痺、構音障害など巣症状: 急性期脳梗塞

緊急手術やインターベンションを要する重篤な外傷:

急性硬膜下血腫、硬膜外血腫、大量血胸、腹腔内出血、消化管穿孔、骨盤骨折、開放骨折など

外来編 3

必ずしも専門的治療は要しないが 入院が必要な状態

コンサルトのコツ

入院が必要だと判断した理由を伝える

設定 初期研修が始まって8カ月。冬になり、患者さんも増えてきた、当直の夜です。

症例

82歳女性。脳梗塞の後遺症で片麻痺がある。昨日から元気がなく、食事をとろうとしないと家族が連れてきたところ、体温 38.8℃、SpO_2 85%（ルームエア）、呼吸回数 36 回/分。意識がもうろうとしている。X線では両下肺野に広範な透過性低下を認め、CT で両側下葉背側に広範な浸潤影を認めた。

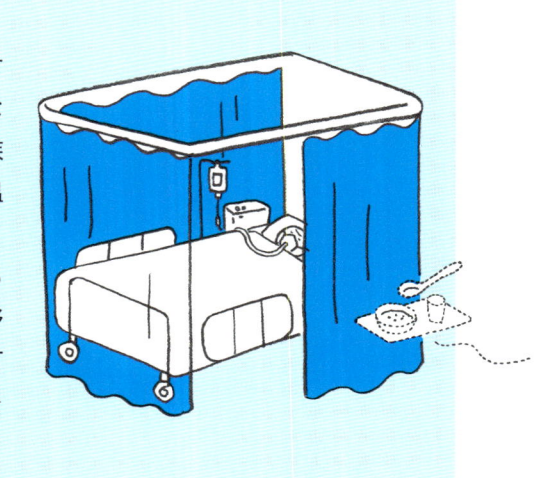

今日の入院担当の内科当直医はバイト当直の先生。これまで話をしたことがない。どんな先生かわからないけど、電話してみよう。

「先生、今よろしいですか？　82歳の女性で、肺炎だと思うので、診ていただけないでしょうか」

　うん、簡潔で、悪くない。8カ月も経つとコンサルトも上手になってくるね。だけど、あなたがもし、こういう相談を受けたらどうだろう？　「えっと、何して欲しいの？」と思うかもしれない。また、バイトの先生だと、何をしたらいいかそもそもわかっていないかもしれない。さっきの急性心筋梗塞と違って、肺炎は、外来通院で治療できることもあるし、重症度もさまざま。82歳という年齢というだけで、入院だろうなあとすぐに来てくれるコンサルタントが多いと信じたいが、そうでもないかもしれない。というわけで、この場合は、①入院が必要な患者なので先生の助けがいるのだということ、②なぜ入院が必要と判断しているのかを伝えること、がポイントとなる。

　肺炎の入院適応や重症度評価は、（表）のように、CURB-65 や A-DROP、PSI（Pneumonia Severity Index/PORT score）といったスコアリングが知られている。ただ、コンサルタントの中には「CURB-65 が3点なので……」などと最初から言うと、なにを知ったかぶりして、と鼻白む人もいるかもしれな

（表）肺炎の重症度評価

①CURB-65

C（Confusion）: 混迷の有無
U（Urea）: 尿素窒素（BUN）19 mg/dL 以上
R（Respiratory rate）: 呼吸数 30 回/分以上
B（Blood pressure）: 収縮期血圧　90 mmHg 未満、拡張期血圧　60 mmHg 未満
年齢: 65 歳以上

軽症: 0〜1 項目該当（外来）
中等症: 2 項目該当（入院）
重症: 3〜5 項目該当（ICU 入院）

②A-DROP

A（Age）年齢: 男性 70 歳以上、女性 75 歳以上
D（Dehydration）脱水: BUN 21 mg/dL 以上、または脱水あり
R（Respiration）呼吸: SpO_2 90%以下（PaO_2〈動脈血酸素分圧〉60 Torr 以下）
O（Orientation）見当識: 意識障害あり
P（Pressure）血圧: 収縮期血圧 90 mmHg 以下

軽症: いずれにも該当しない（外来治療）
中等症: 1 つまたは 2 つ該当（外来または入院）
重症: 3 つ該当（入院治療）
超重症: 4 つまたは 5 つ該当、ただし、ショックがあれば 1 項目のみでも超重症とする
　　　　（ICU 入院）

③PSI（Pneumonia Severity Index）/PORT score

50 歳以上、がん、CHF、脳血管疾患、腎疾患、肝疾患、意識障害、HR≧125、RR≧30、SBP＜90、KT＜35、≧40

↓　1 つでもあれば（なければ Class Ⅰ）

特性	ポイント
背景	
年齢: 男性（50 歳超えた）	年齢数
女性（　〃　）	年齢数−10
ナーシングホーム居住者	＋10
合併症	
悪性腫瘍	＋30
肝疾患	＋20
うっ血性心不全	＋10
脳血管障害	＋10
腎疾患	＋10
身体所見	
精神状態の変化	＋20
呼吸数≧30/分	＋20
収縮期血圧＜90	＋20
体温＜35℃または≧40℃	＋15
脈拍数 125/分	＋10
検査値	
pH7.35 未満	＋30
BUN≧10.7	＋20
Na＜130	＋20
Glu≧139	＋10
Ht＜30%	＋10
PaO_2＜60	
または SpO_2＜90%	＋10
胸水の存在	＋10

スコア評価

危険度	点数	危険度	死亡率	治療
Ⅰ	0	軽度	0.1%	外来
Ⅱ	0〜70	軽度	0.6%	外来
Ⅲ	71〜90	軽度	2.8%	入院（短期）
Ⅳ	91〜130	中等度	8.2%	入院
Ⅴ	131〜	重度	29.2%	入院

（Lim WS, et al. Thorax. 2003; 58: 377-82; 日本呼吸器学会．成人肺炎診療ガイドライン 2017 ポケット版．メディカルレビュー; 2018. p.18; Fine MJ, et al. N Engl J Med. 1997; 336: 243-50 より作成）

いし、そもそもそのスコアリングを知らず、話が進まない可能性もある。さらに、こういったスコアリングには、社会的背景や普段の生活を継続していくことが困難な現状などは反映されないため、高齢患者においては現実的な入院可否判断に役立たないことも多い。なので、「常識的に考えてそりゃ家で生活できないでしょ」というキーワードを述べるのが良いと思う。この場合は「ルームエア（室内気）でSpO_2が85%なので酸素投与が絶対に必要である」ことと「食事がとれない」ことである。酸素が必要で食事をとれなければ、医療の介入なしに過ごすのが難しいのは誰にでもわかるだろう。

　また、高齢化社会の日本、ひとくくりに「82歳」と言ってもいろんな人がいる。ひとりで海外旅行に行ける82歳もいれば、全介助で寝たきりの82歳もいる。どんな背景の人かも伝えられるとより説得力が増す。今回の場合は脳梗塞の後遺症で片麻痺があり、そうなると嚥下障害もあるかもしれない。身体機能が低下した結果、呼吸機能も同年代に比べたら低下して、肺炎も治癒しにくいハイリスク患者かもしれない。そういったところを伝えたい。

「脳梗塞後で片麻痺のある82歳の肺炎で、昨日から経口摂取ができなくなっており、ルームエアでSpO_2が85%で、酸素5Lフェイスマスク投与でSpO_2 92%です。入院が必要だと思うので、診察をしていただけませんか」

　これくらいの情報はまず伝えておくと話がスムーズに進むだろう。

スムーズに進まない時、どうする？

　これでもう、入院指示を出して欲しいところだが……なんだかんだですんなりいかない場合のやりとりを想像してみた。

コンサルタント「えー、入院が必要なの？　抗生剤出して帰せない？」
あなた「普段飲んでいる薬も飲めないくらいぐったりしているということなので、

追加の抗生剤の内服は難しいと思います。そもそも意識も悪くて、口から飲ませるのは危険そうです。酸素も今5LフェイスマスクでSpO_2が92％くらいで、吸痰もしてやっとそれくらいです。呼吸回数も減ってきません。もっと悪くなるかもしれません」

➡ 帰宅させるという選択肢をとることにより、さらに状態が悪化する可能性は十分にあるので、それを説明しよう。無理に帰しても、また受診せざるを得なくなることは明らかだし、最悪自宅で心肺停止ということにもなりかねない。脅しというわけではないが、悪いシナリオの懸念をコンサルタントと共有して理解してもらえる努力をしたいところだ。コンサルトの目標「患者さんに最良の転帰（アウトカム）をもたらす」を思い出そう。

コンサルトとともに

　ある程度評価も済んでいるので、スムーズに治療、入院へ移行できる準備をしよう。痰の培養検査や、必要に応じ血液培養検査[*1]など、今すぐに結果は出なくても今後の入院での診療に役立つ検査を出しておく（救急外来でグラム染色ができればなお素晴らしい）。抗菌薬を投与することになると予測されるので、どんな抗菌薬を選ぶのが良いか、コンサルタントとディスカッションできるように自分の意見をまとめておくと次につながる。酸素投与や輸液は開始しているが、それで落ち着いているのかをアセスメントするのも初療医の責任だ。輸液は十分か、昇圧薬など必要になりそうではないか、適応の可否は別として、人工呼吸器装着の可能性が出てきたりしていないか、など、注意をしておこう。忘れがちなのが家族への説明。コンサルトしたら自分の仕事は終わり、ではなく、これまで行った検査や評価の結果を心配しながら待っている家族にある程度は伝えておきたい。そうすることで、これからのコンサルタントと家族の話もよりスムーズに進むだろうし、あなた自身にとっても病状説明のトレーニングになる（ただ、どこまで説明するかは病院やコンサルタントの診療スタイルによるかもしれないが）。コンサルタントも忙しい。さらに詳細な病歴

とともに、患者の普段の生活状況や介護の状況などの背景も聴取しておくと、コンサルタントが患者さんの背景を想像しやすくなる。もちろん聴取したことをしっかりカルテに書くのは言うまでもない。

---

*1　IDSA/ATS による市中肺炎ガイドライン 2019（Metlay JP, et al. Am J Respir Crit Care Med. 2019; 200: e45-67）では、肺炎患者に対するルーチンの血液培養採取を推奨していない。重症の呼吸不全やショックを伴うような重症の病態の場合や、MRSA（メチシリン耐性黄色ブドウ球菌）や緑膿菌による肺炎を含む感染症の治療歴がある患者、直近 90 日以内に抗菌薬治療歴がある患者では採取を勧めている。市中肺炎での血液培養の陽性率は 2〜9％程度で、最も多い分離菌は肺炎球菌である。

ここがポイント

☑ **あなたが知っておくべきこと**
外来治療で良い場合と、入院治療が望ましい場合の違い

☑ **いつコンサルトする？**
ある程度診断がついたら
酸素投与、輸液など初期対応を行って

☑ **誰にコンサルトする？**
入院を判断する医師

☑ **どのように？**
「脳梗塞後で片麻痺のある 82 歳の肺炎で[1]、昨日から経口摂取ができなくなっており、ルームエアで SpO_2 が 85％で、酸素 5 L フェイスマスク投与で SpO_2 92％です[2]。入院が必要だと思うので、診察をしていただけませんか[3]」

1) もともと、健康な 82 歳ではなく、ちょっとしたことで日常生活が維持できなくなる可能性を伝えておく

2）入院が必要と考える根拠を具体的に伝える

3）入院させて欲しいというコンサルトの目的を明確に伝える

あるいは

「脳梗塞後で片麻痺のある 82 歳の肺炎で、ルームエアで SpO$_2$ が 85％でした。フェイスマスク投与で SpO$_2$ 92％で、痰をとったりもしてみたんですが、酸素投与を中止できそうにありません[4]。家でも食事がとれなくなっており、内服も難しそうです。入院が必要と思うので、診察をお願いします」

4）酸素投与や吸痰など家ではできない介入が必要な状態であることを伝える

✔ 伝えるべきポイント

入院が必要であること、そう判断した理由、患者背景

✔ 目指すところ

スムーズな入院、その後の治療

✔ コンサルトと並行して行うこと

病歴聴取、背景徴取

培養検査など、今後の治療に役立つ検査

治療: 酸素、輸液、抗菌薬

行っている治療の再評価: 十分か？　さらなる介入が必要か？

患者や家族への説明

カルテ記載

✔ この形式のコンサルトが応用可能な病態

肺炎、尿路感染症など、さまざまな感染症で自宅療養が難しい状態

高齢者の状態変化

乳幼児の「なんとなく元気がない」

次のステップ

コンサルタントに治療を提案できる

入院後のプランについてコンサルタントとディスカッションできる

入院か外来通院で良いか悩ましい状況

> **コンサルトのコツ**

可能な限りの判断材料を集めた上で、方向性を決め、その理由を伝える

コンサルタントにすべての判断を委ねない。自分なりに考える努力をする

設定 研修医生活も残りわずか。いろいろな科を回って、診療の基本もわかってきた 2 年目の冬、当直の夜です。

▼

症例

79 歳男性が、苦しくて眠れないと言ってひとりで受診した。過去に受診歴はない。かかりつけのクリニックで心不全、不整脈、高血圧と言われている、とのことだが、薬手帳の持参はなく内服内容は不明である。意識清明、歩行可能だが歩行後のSpO$_2$はルームエアで 85％、呼吸回数も 36 回/分と頻呼吸になる。10 分

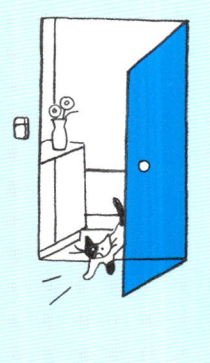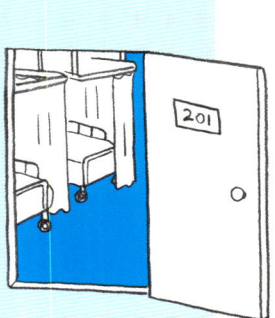

ほど、座った状態でいてもらうと SpO$_2$ 90％、呼吸回数 24 回/分程度になった。血圧は 145/73 mmHg、脈拍は 100 回/分。心音は不整、座位で外頸静脈は拡張しており、両下腿に圧痕性浮腫を認める。X 線では心拡大と肺血管陰影の増強、胸郭横隔膜角の鈍化を認めた。心電図は心房

細動で、ST 変化は認めなかった。エコーでは頻脈なので判断しづらいが、左室の収縮能は50％以上は保たれているようである。心不全と判断し、フロセミド20 mg を静注して、1時間半くらい外来で経過を見た。車いすで何度かトイレへ排尿しにいき、「だいぶ楽になった。帰ってたばこを吸いたい」と言っている。SpO_2はルームエアで92％、呼吸回数は24回/分。

うーん、利尿薬を投与して呼吸状態は良くなったし、急性冠症候群（acute coronary syndrome: ACS）でもなさそうだし、本人は帰りたいと言っている。酸素もぎりぎりなんとかいけそうだし、喫煙者だからもともとSpO_2も低めなのかもしれないし、帰ってもいいのかなあ……。でも、なんか不安だなあ……。
今夜の内科当直は消化器内科の先生。循環器内科はオンコールかあ。まずは当直の先生にかけてみよう。

「先生、79歳の男性の呼吸苦で、心不全と思って利尿薬を投与して、良くなってる様子なんですけど、帰していいでしょうか。それとも入院のほうがいいでしょうか」

　自分の病院のかかりつけではない、慢性疾患を持つ患者の受診は、情報収集の方策が限られる夜間休日だと判断に苦慮することがある。しかし、実際に診療しているあなた自身が迷走していると、あなたから情報を聞くコンサルタントはもっと判断に迷う。今回のようにそこまで緊急性は高くない状況下で、あなたにやって欲しいのは、客観的に病状を判断するための情報収集をできる限り行い、それに基づき、まず、絶対に入院すべき病態はないか探す。次に、患者さんにとってどういった方針が一番メリットがあるか、を考えて、ある程度

自分なりの方向性を立てる。その上でコンサルトして欲しいのだ。

　例えば、今回の症例では、患者さんからの情報は限られるものの、高齢者の呼吸苦で、心房細動があり、肺うっ血による起坐呼吸や体うっ血の所見がある点からは、「心不全の増悪」という病態が第一に思い浮かぶし、妥当な診断だろう。問題は、慢性でそれなりに生活できていたのがなぜ急に悪化したしたか、だ。ここで「絶対に入院して精査、治療しなければならない増悪要因」の最重要疾患は、あなたもわかっている通り、ACS だから、これがないか十分に検索することは必須だし、否定ができなければ専門医に相談しなければいけない。

　では、他の心不全の悪化要因は何があるだろう。FAILURE という語呂合わせもあるが（表）、これを覚えていなくても、だいたい想像がつくだろう。他に、血圧の上昇、気温の低下、腎機能の悪化、アルコール摂取などもよくある増悪因子だ。この患者さんにこれらの問題はないだろうか？　例えば貧血。心房細動や心不全、高血圧があるとすると、塞栓予防の抗凝固薬を飲んでいる可能性が高い。こういった高齢者では自覚がなくても消化管出血を起こし、知らぬ間に貧血になっているということはよくある。少なくとも直腸診はして、タール便や血便がないかは確認しておきたい。呼吸苦や SpO_2 低下は肺炎によるものではないだろうか？　その他の感染症による頻呼吸ではないだろうか？　家ではどんな生活をしているのだろう？　ひとり暮らしで、内服や食事の管理をしてくれる人がいないのだとすると、意図的ではなくても薬を飲み忘れていたり、飲みすぎていたりということはありうるし、塩分制限や適切な水分摂取

（表）FAILURE

Forgot meds（怠薬）
Arrhythmia and anemia（不整脈、貧血）
Ischemia and infection（虚血、感染）
Lifestyle（塩分、水分過剰）
Upregulators（甲状腺機能亢進、妊娠など）
Rheumatic（リウマチ性疾患、弁疾患）
Embolism（肺塞栓）

(Sanjay S, et al. Saint-Frances Guide to Inpatient Medicine 2nd ed. Lippincott Williams & Wilkins; 2003 より)

量の理解も十分ではないかもしれない。こういった、その患者さんにありそうな、そして見逃してはいけない悪化要因を、慢性疾患の増悪時に探す必要がある。それがみつかれば、追加の処方や生活指導で帰宅させて良いのか、入院して精査や治療が必要なのか、おのずと方向性は決まってくるだろう。

　正直なところ、高齢の独居男性で、かかりつけ医からの情報もなく、内服できているかどうかなどの生活状況もはっきりしない、ということであれば、それだけでも入院の適応にはなる。入院した上で、きちんとモニタリングを行いつつ、かかりつけ医からの情報を取得し、地域とのつながりや家族の介入が可能かどうかを確認し、療養環境を十分整えることが入院の目的だし、次の増悪や入院を防ぐことにもつながる。

　翻って、この患者さんにとって、このまま入院すると良いことばかりなのだろうか？　入院するとどうしても家にいるよりは寝ている時間は長くなる。安静そのものが治療という場合もあるが、長期となれば、筋力の低下、認知機能の低下といった入院のデメリットが生じることも予測しておかなければいけない。高齢者では入院期間が延びるほど入院に起因する合併症が起こりやすいという報告もある（Mudge AM, et al. J Am Geriatr Soc. 2019; 67: 352-6）これまで通りの独居生活に戻ることができなくなる可能性も十分にある。あるいは「帰りたい」と言っている患者さんには、何か特別な事情があるのかもしれず（価値観の問題や、世話をすべき相手がいるなど）、それを曲げてまで病院にとどまってもらったほうが良いのかどうか。

　悪化要因は救急外来では検索し尽くせないことも当然ある。また、入院で生じるデメリットも、予測のつかない面は大きい。しかし、あなたはこの患者さんを担当した以上、これらをできる限り評価する努力をして、その結果をもとにコンサルタントとディスカッションする責任がある。

　例えば、こんな感じのコンサルトはどうだろう。少し長くなってしまうが、今回は時間の余裕があるので、言葉を尽くしてあなたの判断根拠を伝えるのがポイントだ。

　「79 歳の、独居の男性の呼吸苦で、心不全の増悪と考えています。もともと心不全があると言われているようで、心房細動もありますが、お薬手帳もなく、夜中なのでクリニックからの情報もありません。今回悪くなった要因ははっきりしないのですが、少なくとも、ACS と高度の貧血、感染はなさそうです。肺うっ血や浮腫もあったので、外来でフロセミド 20 mg を静注して、本人は楽になったと言っているのですが、SpO_2はルームエアで 92％で、まだ頻呼吸もあり、完全に安心して帰せる状況ではないと考えています。独居で、薬の管理もできているかはっきりしないので、生活状況の確認と調整の意味でも、入院しても良いのではないかと思いますがどうでしょうか」

　あるいは、入院のデメリットも考慮して、帰宅もありだと考えた場合。この場合は、コンサルトというより、自分の判断が妥当かどうか上級医に確認を求める、という目的になるが、研修医のあなたにとっては大事なことである。

　「79 歳の、独居の男性の呼吸苦で、心不全の増悪と考えています。もともと心不全があると言われているようで、心房細動もありますが、お薬手帳もなく、夜中なのでクリニックからの情報もありません。今回悪くなった要因ははっきりしないのですが、少なくとも、ACS と高度の貧血、感染はなさそうです。肺うっ血や浮腫もあったので、外来でフロセミド 20 mg を静注して、本人は楽になったと言っており、帰宅希望です。SpO_2は安静時ルームエアで 92％、呼吸回数は 24 回/分で、歩行しても変わりありません。別に住んでいる息子さんに連絡して迎えに来てもらい、明日の朝かかりつけ医にすぐいってもらう手筈は整えました。一度帰宅してもらおうと思うのですがどうでしょうか」

JCOPY 498-14858

コンサルタントと意見が一致しない場合、どうする?

　患者さんの状態が明らかに悪ければ迷いはないが、このように、入院も通院治療もどちらも選択肢としてあり得る場合、コンサルタントと意見の一致が見られないことも十分予測される。どちらかと言えば、入院をしぶられるパターンのほうが多いと思うので、そのやりとりを想定してみよう。

コンサルタント「うーん、でも、フロセミドで楽になって、本人も帰りたいって言ってるんでしょ?　帰してかかりつけにまたいってもらえば?」

あなた「確かに楽になったようには見えるんですが、まだ、座位のままで、臥位になれていませんし、呼吸回数も変わっていません。夜中ですし、帰ってもまた悪くなって戻って来るんじゃないかと。普段飲んでいる薬もわからないので、こちらで安易に処方を追加することも難しいです。なぜ心不全が急に悪くなったかの原因もはっきりしないので、入院のほうが安心と思うんですが」

➡ あなたが「入院のほうが良い」と判断した理由を、再度、より詳細に説明しよう。相手の主張を完全には否定せず、しかし、大事なことは伝えたい。

コンサルタント「酸素も今いらないんでしょ?　入院したら足腰も弱るし、認知症も出ちゃうよ。家に帰ったほうがいいんじゃない」

あなた「はい、確かに、高齢ですし、先生の言われる入院のデメリットは考えました。でも、今の状態で家に帰っても、苦しくて動けなくなったり、無理に動いて転倒してしまったり、というリスクも十分にあると思います。本人にもそのへんは十分に伝えています」

➡ あなた自身も入院によるデメリットは十分に考慮し、患者さんとその点についても話し合った上で、入院のほうが良いと考えて相談している、ということをきちんと伝えよう。どうしても本人が入院に同意しない場合、専

門医に来てもらい、専門医から本人に説明してもらうのが一番良いし、あなたにとっても安全だから、その道筋を探るのもひとつの方策だ。

コンサルト、その後

　あなたが入院のほうが望ましいと思って言葉を尽くして相談しても、コンサルタントやベッドの事情で、すんなり入院とはならない時もあるかもしれない。でも、夜中にひとりの家に帰すのはあまりにも心配。そんな場合、可能かどうかはスタッフの有無にもよると思うが、外来の観察ベッドでモニタリングしながら朝を待ち、日勤帯になってから再度、当該科か日勤の医師に相談を試みる、あるいは、朝になって患者さんが本当に落ち着いている様子なら、一度帰宅にする、という選択肢もあるかもしれない。帰宅する場合は、可能な限り、家族や友人、存在するならばケアマネージャーなど、本人以外の人に連絡をとり、事情を説明し、迎えに来てもらうか、生活を見守ってもらうように依頼しよう。また、かかりつけ医へ今回の診療についての情報提供書を作成しファックスしておこう（本人に渡しても、かかりつけ医へいかなかったり、医師に渡すのを忘れてしまう可能性があるため）。かかりつけ医へすぐ受診できるかどうかもはっきりしない場合は、自分の病院の該当する外来へ紹介するのも手だ。

　入院ということになれば、帰りたいと言っている患者さんに再度入院の必要性を説明し、来てもらえる家族や友人がいないか確認しよう。ちなみに、患者さんが入院に難色を示す場合、今であれば早期の対処で早く退院できる可能性があるが、入院のタイミングが遅れるとその分治療が難しくなって、退院まで時間がかかってしまいますよ、と説明すると、納得してくれることもある。その他、喫煙歴や飲酒歴、家族歴、生活状況、介護保険の利用の有無、体重変化など、まだ聞けていなかった、治療に関連しそうな情報を集めスムーズな入院につなげよう。

　もうひとつ、あなたの診断と初期治療は正しかったのか、患者さんに利益をもたらしたのかどうか、確認するのを忘れずに。心不全という先入観で別の疾

患を見逃していなかったか（例えば、慢性閉塞性肺疾患や気管支喘息の増悪肺炎など）、利尿薬静注による利尿効果と引き換えに、血圧低下や頻脈などの問題は起こっていないかなど。かかりつけ医に紹介したならば、返書の内容は必ず確認を。常に振り返り、次の患者さんの診療に生かそう。

ここがポイント

✓ **あなたが知っておくべきこと**

慢性疾患の増悪因子と、その診断方法

入院により生じ得るデメリット

✓ **いつコンサルトする？**

方向性を決めるための判断材料がある程度集まったら

✓ **誰にコンサルトする？**

入院を判断する医師

場合によっては、専門医

✓ **どのように？**

「79 歳の、独居の男性の呼吸苦で、心不全の増悪と考えています[1]。もともと心不全があると言われているようで、心房細動もありますが、お薬手帳もなく、夜中なのでクリニックからの情報もわかりません[2]。今回悪くなった要因ははっきりしないのですが、少なくとも、ACS と高度の貧血、感染はなさそうです。肺うっ血や浮腫もあったので、外来でフロセミド 20 mg を静注して、本人は楽になったと言っているのですが、SpO_2 はルームエアで 92％で、まだ頻呼吸もあり、完全に安心して帰せる状況ではないと考えています[3]。独居で、薬の管理もできているかはっきりしないので、生活状況の確認と調整の意味でも、入院が良いのではないか

と思いますがどうでしょうか[4]。」

> 1） まずは、診断を
> 2） 帰宅させるには不安な背景を伝える
> 3） 帰宅させないほうが良いと考える現在の状況を具体的に伝える
> 4） 迷ってはいるが、診療にあたった自分としては入院が妥当と判断したことを伝える

☑ 伝えるべきポイント

その方針を選択することのメリット、デメリットを考え十分に検証したということ

☑ 目指すところ

患者さんが安全に生活を送ることができること

☑ コンサルトと並行して行うこと

病歴の確認、生活状況の確認

家族や知人、社会的支援者の確認や連絡

カルテ記載

初期治療や診断の妥当性の検証

☑ この形式のコンサルトが応用可能な病態

さまざまな慢性疾患の急性増悪（慢性閉塞性肺疾患、気管支喘息、糖尿病、など）

小児の頭部打撲（明らかな頭蓋内出血がない場合）

☑ 次のステップ

かかりつけ医からの情報収集、あるいは情報提供ができる

入院後、退院後の患者さんの生活をイメージできる

外来編 5

そもそも、何を相談すれば良いのか
わからない状況

コンサルトのコツ

主訴をつかまえる
主訴を翻訳する
バイタルサインは必ずチェック

設定 オリエンテーションも終わりゴールデンウイーク間近の4月下旬。救急外来で、walk in の患者さんを初めて診察する日がやってきました。

▼

症例

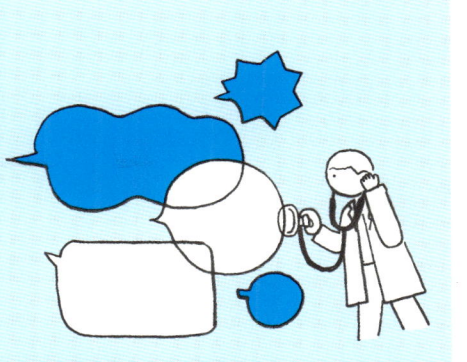

28歳女性。既往歴や、内服歴はないと問診表に書かれています。
あなた「今日は、どうされましたか?」
患者さん「なんだか、めまいがして……気持ちが悪いんです。このところ食欲もないし、体もだるいし。下痢もしていてますます食べられなくなって。夜もいろいろ気になって眠れないし。それでますます辛くなってしまって。肩も凝るし、頭も痛いし」
あなた「えーと、それは、いつからですか?」

患者さん「もう 3 カ月くらいからですかね……。先生、ちょっと気持ち悪くて座っていられないので、寝ていいですか？」

うーん困ったな……この人、いったい何に困っているんだろう。3 カ月も症状があるのに何で今日来たんだろう。主訴も多くてどれが問題なのかさっぱりわからないな。とりあえず、休みたいっていうことだからどこかに寝てもらおうか。でも、観察ベッドを使うには上の先生の許可がいるしな。とりあえず、救急外来の責任者の先生に聞いてみよう。

「あのー、先生、めまいがして気持ち悪いから寝かせて欲しいっていう患者さんがいるんですけど、寝かせていいですか？」

「コンサルトしなさいと言われても、何を聞けばいいのかがそもそもわかりません」。これは、1 年目の研修医の先生からよく聞く言葉だ。五里霧中、という心境なのだと思う。この気持ちはよくわかる。学生時代にあなたが接してきたのは、生身の患者さんより、テキストや試験問題の「症例」のほうが多い。症例問題なら、「〜歳男性。腹痛を訴えて来院した」と書かれている。つまり、何が主訴かが明確に記載されている。そうしないと、「症例問題」として話が進まないからだ。しかし現実には「これが問題で受診しました」とはっきり説明してくれる患者さんのほうが少ない。あるいは、患者さん自身が問題と思っていることよりも、より重大な問題が隠れていることもある（例えば、最初の訴えは嘔気だったけれどよく聞いてみると腹痛もあり、虫垂炎だった、など）。また、この患者さんのように、複数の訴えを並べる人もいる。

　つまり、臨床の現場では、あなたが、患者さんから「正しい主訴」を引き出すところからすべてが始まる。正しい、というのは、今後の方向性、鑑別につ

ながる、という意味だ。私が学生の時、診察手技の授業では「主訴　倦怠感」とカルテに書かないほうがよいと言われた。倦怠感、という主訴はあまりにも主観的かつ漠然としていて、鑑別が多岐にわたりすぎるからだ。倦怠感と言ってもどういう倦怠感なのか、歩くと息切れがするのか、食欲がないのか、眠気が強いのか、そういった詳細な聴取から主訴をつかまえてそこから鑑別していく、ということだ。

第一に、主訴をつかまえる

　1年目の最初から、鑑別疾患まで考えて上級医にコンサルトするのは難しいので、上級医と一緒に鑑別を考えていけば良い。とはいえ、上級医も何も情報がなくては一緒に考えることもできない。まずはあなた自身が患者さんから情報を集め、整理して、主訴とできる限りの現病歴を提示できるようになって欲しいのだ。

　この患者さんではどうだろう。患者さんの言葉を拾うと「めまいがする」「気持ちが悪い」「食欲がない」「下痢」「夜眠れない」「肩こり」「頭痛」といった言葉がキーワードになりそうだ。

　でも、3カ月前から？　そんなに長く自覚しているのにどうして今日になって受診したのだろう、と思ったあなたの感覚は間違っていない。なぜ今日受診しなければいけないと思ったのか、そこに「一番大事な主訴」が隠れていることがあるからだ。率直に「3カ月前から辛かったのが、今日、受診しようと思った一番の理由はなんでしょうか？」と聞いてみよう。患者さんが「いえ、3カ月前から食欲が減ってきて、眠れなかったんですけど、昨日からめまいがひどくなったので来たんです」と言えば、新たに症状として加わった「めまい」をまずは切り口にその詳細を聞いていくというのが、五里霧中状態から抜け出す方策ではないだろうか。

第二に、主訴を翻訳し、急ぐべき疾患がないか考える

　ただし「めまい」もくせものの主訴の筆頭なのはご存知の通り。患者さんの「めまい」という言葉の中には、いろんな「本当の主訴」が隠れている。「めまい」の深遠さは果てしないので、詳細は必ず成書を読んで勉強して欲しいが、救急外来ではまず「前失神」を除外するというのが王道であるのは聞いたことがあるだろう。「めまいの患者さんが来てます」と言ってしまう前に、少なくとも「前失神」でないかどうかの情報集めはしておきたい。「めまいがして」とやってきた患者さんには、「目の前が暗くなるような感じ、意識が遠のくような感じがなかったか」という質問は必ず行い、もしもイエスと答えたら、失神（あるいは、一過性意識消失）の鑑別にただちに移る必要がある。なぜならば、失神の原因には見逃すと命にかかわる疾患も隠れているからだ 表1 。

　「前失神」が否定できたら、「めまい」の鑑別を行っていくことになる。中枢性めまいであれば、命の危険は（すぐには）低いとしても、予後にかかわるのできちんと鑑別しよう。身体診察も鑑別には必須になってくるので、1年目の最初の時点でそこまで絞り込むのはハードルが高いとは思うが、少なくともOPQRST に沿った、鑑別に役立つ問診はしておきたい 表2 。

　患者さんの語る言葉を翻訳し、鑑別可能な主訴に変えていく。Semantic qualifier（セマンティック・クオリファイアー: SQ。患者からの情報を医学的な用語に置き換えること）とも言われる作業である。その主訴が緊急度の高いものであるか、主訴の鑑別として挙がるものに緊急度の高いものがないかどうか。そこが出発点だ。

表1 一過性意識消失および失神の鑑別

一過性意識消失のうち、脳血流障害が意識消失の原因であるものを失神と呼ぶ。急に起こり一過性、短時間で完全に意識を回復する。

- 失神の原因
① 神経調節性失神
　　迷走神経反射（長期間の起立、恐怖、痛み、血液など不快なものを見ることなど）
　　状況失神（咳、くしゃみ、咳、嚥下、食後、排尿後、運動後など）
　　頸動脈洞症候群
② 起立性低血圧
　　薬剤（利尿薬、血管拡張薬、抗精神薬など）
　　循環血漿量減少（脱水、出血など）
　　自律神経障害（パーキンソン病、多系統萎縮症、ルイ小体型認知症、糖尿病、アミロイドーシス、脊髄損傷、ギランバレー症候群などの自己免疫疾患、傍腫瘍性神経症候群など）
③ 心原性（心血管性）失神
　　不整脈: 頻脈（心室頻拍、上室性頻拍）、徐脈（洞機能不全、房室ブロック）
　　器質的問題: 重症大動脈狭窄症、急性心筋梗塞、肥大型心筋症、心タンポナーデ、人工弁機能不全、先天性心疾患、心臓腫瘍
　　血管系の問題: 肺塞栓、重症肺高血圧症、大動脈解離

- 失神以外の一過性意識消失の原因
　　代謝性疾患（低血糖、低酸素、過呼吸など）、てんかん、一酸化炭素中毒、薬物中毒、脳底動脈の一過性脳虚血発作など

(Brignole M, et al. Eur Heart J. 2018; 39: 1883-948 より作成)

表2 問診のポイント（特に、「めまい」の場合）

O（Onset）発症様式: だんだん？ 突然？ どんな時に？ 誘因はあったか？
P（Palliative and provoke）寛解、増悪: 特に特定の体位による改善、悪化があるか
Q（Quality and quantity）性状、強さ: これまでに経験したことがあるか？
R（Region）部位: これはちょっと該当しがたいが、体位に相当すると考えよう
S（Symptoms）随伴症状: 一番大事。耳鳴り、難聴など蝸牛症状があるか、物が二重に見える、食べ物が口からこぼれる、顔がしびれる、しゃべりにくいといった脳幹症状があるか、頭痛、タール便や血便など出血を示唆する症状があるかなど。
T（Time course）時間経過: 改善傾向なのか、変わらないのか、悪化しているのか、持続時間はどれくらいか。

その他、既往歴、内服歴や嗜好歴を確認するのは言うまでもない。

変化球の時

　このように質問しても「どれもずっとあって……今日はたまたま時間があったから来たんです」と、ちょっと驚くような返答が来ることもある。そういう場合は「主訴の順位づけ」をしてみてはどうだろう。「いろいろ困っておられることがあるようなので、少し整理していきたいんですが……」というような前置きをつけた上で、「では、あなたが今一番困っておられるのはどの問題ですか？」と尋ねてみる。ここで例えば「食欲がなくて、食べられないことなんです」と言われれば、「食思不振」を第一の主訴として、掘り下げていく。食思不振の結果、脱水や低栄養が進んで「めまい」と感じているのかもしれない。「下痢」や「気持ち悪さ」は食欲低下の原因と関係しているのかもしれない。「下痢」って言ってるけど、実はタール便かも。ということは「めまい」の原因は出血性貧血？　とすると、若い女性だし、月経のことも聞いておかなきゃ。「頭痛」や「不眠」は食思不振の原因かもしれないし、結果かもしれない。そういった関連図を頭に思い浮かべて、問診していく練習を続けていると、鑑別に結びつく効率の良い病歴聴取ができるようになる。

バイタルサインは必ず確認

　救急車で運ばれてきた患者さんなら忘れることはないだろうが、walk in だとついおろそかになりがちなのがバイタルサインの確認。でも、walk in の患者さんの中に、重篤疾患、緊急度の高い疾患は必ず隠れている。めまいとかふらつきとかいった漠然とした主訴は特に要注意。看護師によるバイタルサインの確認やトリアージシステムがない外来だったら、必ず自分で確認する癖をつけよう。意識レベルの確認は当然のこととして、血圧、脈拍、呼吸回数、SpO_2、体温も、おそらく数分以内には測定できる。ここで明らかな異常があれば、問診はちょっと休止して、上級医や看護師に声をかけ、患者さんの求めの通りベッドに移動させ、モニタリングを始めよう。異常がなければ記録しておき、

コンサルトの時に上級医に伝えて欲しい（あなたがそれほど異常ではないと思っていても、上級医から見れば気になることもあるから）。

というわけで、患者さんにバイタルサインの異常がなかった場合。

　「既往歴や内服のない 28 歳女性が、昨日からのめまいで来ました。意識は清明、血圧は 128/58 mmHg、脈拍は 80 回/分、SpO$_2$は 98%、呼吸回数は 16 回/分でした。立ち上がった時に回転性のめまいが起こって、数分以内にはおさまるそうです。目の前が暗くなったり、意識が遠のくような感じはないということでした。ひとまず、歩いて受診で来ていて、今もふらつく様子はないんですが、気分が悪いので横になりたいと言っておられるので、観察ベッドに寝かせていいでしょうか。あと、3 カ月前から食欲低下とか、下痢などもあるようなので、寝てもらってから話を聞こうと思います」

　バイタルサインに異常がある場合。

　「既往歴や内服のない 28 歳女性が、昨日からのめまいで来たんですが、気分が悪いから横になりたいというのでバイタルサインをとったら、血圧 100/48 mmHg、脈拍 110 回/分、ルームエアで SpO$_2$ 98%、呼吸回数 20 回/分でした。頻脈と少しの頻呼吸は気になるので、まず寝かせてモニターをつけてみていきたいと思います」

うまくいかない時

　1 年目の最初でここまでのコンサルトができて、ダメ出しをする上級医はまずいないと思うが、もしもこんなことを言われたら。

コンサルタント「めまい？　で、中枢性っぽいの？　末梢性っぽいの？　ちゃんと話聞いた？」
あなた「はい、ただ、気持ち悪いと言っているので、まずは寝かせて落ち着いても

らってから話を聞きたいと思っています。バイタルサインも落ち着いていて、意識もしっかりしているので、少し時間の余裕はあると思うので」

あるいは

あなた「はい、問診からははっきりしないので、診察したいと思うんですが、自分ひとりではちゃんと所見がとれるか自信がないですし、一緒に診察に入っていただけないでしょうか」

→ この患者さんのように、（たぶん）緊急性はないけれど、つらくて通常の病歴聴取や身体診察をすぐに開始できない患者さんはいる。そういう時は患者さんの状態を落ち着けてから話を聞きたいというあなた自身の方針を上級医に明確に伝えよう。状況が言葉だけで伝わりにくければ、一緒に診察に入って欲しいという気持ちを伝えて、患者さんの様子を実際に見てもらい、上級医の判断を仰ぐというのも次の一手だ。最初であっても自分でできることは自分でやり、でも、患者さんに不利益が及ぶような無理はしない。そのバランスが肝心だ。

コンサルトの仕方の以前の対策として、診察に入る前に道筋を立てておくというのもひとつだ。どんな医療機関でも、患者さん自身あるいは看護師が聴取して作成する「予診票」がある。そこに書いてある内容を見て、自分なりに鑑別を考え、それをもとにした問診のシミュレーションを頭の中でしておくのだ。自分ひとりでは難しければ、先に上級医をつかまえて、このような患者さんに今から問診するのだが、どういう道筋で病歴聴取をすれば良いのかと相談しておくのも手だ。上級医からしても、ある程度筋道の立った病歴聴取をしてきてくれたほうが、その後のディスカッションも楽だからきっと協力してくれる。

コンサルトとともに

今回のようなコンサルトのその後、あなたにやって欲しいのは上級医の思考

過程を学ぶことだ。ぜひついていって、実際の診察手技を見、診断に至るまでの思考経路や検査プランの立て方、治療までを学んで欲しい。担当する患者さんが増えてくると、ひとりの患者さんを上級医とじっくり見る機会は減っていくし、他の医師の診療を実際に見て学べるのもこの時期しかないかもしれない。もしも、忙しくて、他の患者さんも診なければならず、この患者さんのその後の診療に参加できそうになければ、あとから必ずカルテを見返して、患者さんがどういう経過をたどったのかは確認しておこう。

　もちろん上級医がいつも適切な診療を行っているとは限らない。現場を離れたあとはテキストや文献に戻って、自分の診療、そして上級医の診療が適切なのか振り返って欲しい。その目的はふたつ。ひとつは次に同じような患者さんが来た時によりスムーズなコンサルトができるように準備すること。的確なコンサルトは、コンサルタントの効率の良い正しい判断につながり、迅速な診断、治療に結びつくことは間違いない。コンサルトするあなたの役割はとても大きい。

　そしてもうひとつ、自分がひとりでこの患者さんを診る場合、あるいは将来自分がコンサルタントの立場でこの患者さんの相談を受けた場合、どのような診療をするか、という視点を常に持ってコンサルトをして欲しいのだ。あなたがひとりで責任を持って患者さんを担当する日は、遠くない将来必ず訪れる。今の日々の診療は、すべてその時につながってくる。

ここがポイント

 あなたが知っておくべきこと
「これが主訴です」と明確に示してくれる患者さんは少ない
問診から「主訴をつかまえ」「翻訳する」

 いつコンサルトする？
病歴、バイタルサインが確認できたら。あるいはバイタルサインに異常があったら

✔ 誰にコンサルトする？

診療現場で指導を受ける上級医。事前に相談していれば、その医師

✔ どのように？

バイタルサインに異常がない場合、

「既往歴や内服のない 28 歳女性が、昨日からのめまいで来ました。意識は清明、血圧は 128/58 mmHg、脈拍は 80 回/分、SpO_2 は 98％、呼吸回数は 16 回/分でした[1]。立ち上がった時に回転性のめまいが起こって、数分以内にはおさまるそうです。目の前が暗くなったり、意識が遠のくような感じはないということでした[2]。ひとまず、歩いて受診で来ていて、今もふらつく様子はないんですが、気分が悪いので横になりたいと言っておられるので、観察ベッドに寝かせていいでしょうか。あと、3 カ月前から食欲低下とか、下痢などもあるようなので、寝てもらってから話を聞こうと思います[3]」

バイタルサインに異常があれば、

「既往歴や内服のない 28 歳女性が、昨日からのめまいで来たんですが、気分が悪いから横になりたいというのでバイタルサインをとったら、血圧 100/48 mmHg、脈拍 110 回/分、ルームエアで SpO_2 98％、呼吸回数 20 回/分でした。頻脈と少しの頻呼吸は気になるので[4]、まず寝かせてモニターをつけてみていきたいと思います[5]」

> 1) 主訴とともに、バイタルサインを具体的に
> 2) 危険な前失神は今のところ考えにくく時間の余裕はあることを伝える
> 3) まだ結論は出ておらず、これから診療していく、今後また相談したい気持ちを伝える
> 4) バイタルサインに懸念がある人が来ているという情報を共有
> 5) どうしたいか具体的に

✔ 伝えるべきポイント

あなたが考える一番大事な主訴、それに関連した病歴、バイタルサイン

JCOPY 498-14858

✔ **目指すところ**

鑑別に役立つ情報が上級医に正しく伝わること

上級医が一緒に診察や鑑別に携わり診断、治療につながっていくこと

✔ **コンサルトと並行して行うこと**

上級医の診療についていって学ぶ

自分ひとりで診るならばどうするか？　ということを考える

✔ **次のステップ**

必ず成書や文献に戻って復習

次のコンサルトにつなげる

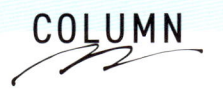

「動くと痛いんです」

　基礎疾患のない 60 代男性。「ゴルフでスイングした時とか、朝起きて体を動かした時に、胸が痛いんです」。身体所見も血液検査も、心電図も異常なし。糖尿病も高血圧も脂質異常も、喫煙歴もない。体を動かすと痛いということは、筋骨格系の痛みの可能性が高いな。そう判断して、フォローアップも入れずに帰宅してもらった 1 週間後。胸痛で再受診し、ST 上昇型急性心筋梗塞で緊急カテーテル治療となった。

　「体を動かすと痛い」は、「体を動かす」つまり運動で負荷をかけると胸痛が生じるという、労作性狭心症の症状であったのだろうと猛省。

　「ごはんを食べていますか」と尋ねると「いえ、ほとんど食べていません」と答える患者さん。しかし栄養状態は良さそうである。よく聞いてみると「ごはん」とは「米」のことを意味しており、糖質ダイエットで米は食べていないがおかずはしっかり食べている。よくある話。

　「お酒は飲みますか」「いえ、全く飲みません」。γGTP と尿酸値は高値。「ビールは 1 日 1 L 飲みます」。「酒」と聞くと「日本酒」と考える日本人は、高齢者を中心に結構多い。

　こういう「言葉の定義は人により微妙に異なる」という現実をときどき突きつけられはっとする。その違いに気づかないまま話を進めてしまうと、とんでもない落とし穴に落ち判断を誤ることがある。同じ日本語を話す間柄であっても、人の数だけ言葉の解釈はあるというくらいに思ったほうが良い。少しでも違和感を覚えたらしつこいと思われてもその言葉が何を意味しているのか具体的に確認しよう。ちょっとうっとうしいと思われても、結果良ければすべてよしだ。

入院編 1

入院患者の急変：
自分の担当患者さんでない場合

コンサルトのコツ

自分ができることは何か、優先して行うべきことは何かを考える
患者の背景を把握する

設定　入院患者さんの診療にも慣れてきた2年目の春。さあ、朝のカンファレンスに向かおう、と病棟の廊下を急いでいた朝8時半。看護師さんから「先生！　急変です！　来てください！」と病室に引っ張っていかれました。

症例

看護師さんからの情報によると、88歳女性。「呼吸苦の精査」のため2日前に入院。ポータブルトイレに立ったところ、急に顔色が悪くなり、ベッドの上に倒れ込んでしまったのだそう。見にいくと、開眼はしているが、呼びかけに反応はない。両手は弱々しく動かしている。呼吸は速そうだ。顔色は白い。酸素はカヌラで投与されている。

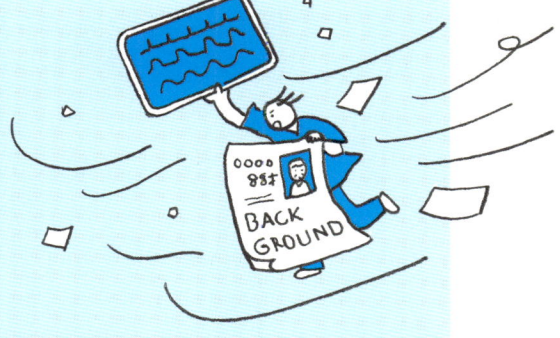

まず、どうする？

　このような時、ほとんどの研修医が頭が真っ白になってしまうのではないか
と思う。でも、他の人から見たらあなたは立派な医師。その勤めを果たさなけ
ればいけない。

　まず、誰か呼ばなきゃ！　と思ったあなた、その判断は正しい。BLS（一次
救命処置）や ACLS（二次救命処置）の骨子と同じく、「まず人手を集める」は
急変時、重症患者に接した際の鉄則だ。でも、ここで集める人では一般市民で
はなく医療者。特に来て欲しいのは頼りになる上級医だろう。ということは、
ここでもいきなり「コンサルト」をする状況が生まれるわけだ。さあ、上級医
が来てくれた。なんと言おう？

　臨床の急変場面での鉄則は「自分に今、何ができるか」そして「何を優先し
てやるべきか」を考え、行動に移すことだ。この場面であなたにできて（でき
て欲しくて）、優先すべきこと、それは「現状把握」と「初期対応」だ。現状把
握は何から始めるんだったっけ？　そう、バイタルサイン。1 にバイタル、2 に
バイタル。そしてそれをコンサルタントや周りのスタッフと共有できる「共通
用語」で表現できるようになって欲しい。意識であれば JCS（Japan Coma
Scale）や GCS（Glasgow Coma Scale）。ただ、目の前に患者さんがいてひと
目でわかる場合は、「呼びかけに反応がないです」だけでも重症度は伝わるかも
しれない。そして脈拍、血圧、呼吸数、SpO_2 という基本的なバイタルサインを
即座に押さえ、できるだけ数値で伝えよう。モニターがついていれば少なくと
も脈拍、SpO_2 はわかる（あるいは、SpO_2 が測れなければ末梢循環が悪いのか
もしれないので、それだけ重症の可能性が高まる）し、呼吸回数は数える余裕
はなくても、ぱっと見で速いか遅すぎるかを判断して欲しい。あなた自身が今
している呼吸回数と比べれば肌感覚でわかるはずだし、わかるようになって欲
しい。呼吸のパターン、きちんと胸が上がっているか、喘ぐような、下顎呼吸
になっていないか、も同時に確認しよう。血圧はマンシェットを巻いて、加圧

して……とやっている間に頸動脈や橈骨動脈、大腿動脈の脈を触れて、測定値が出る前にだいたいの血圧を予測する〔橈骨動脈で脈を触知できれば収縮期血圧 80 mmHg 以上、大腿動脈で触れれば 70 mmHg 以上、頸動脈で触れれば 60 mmHg 以上、が目安。もちろん頸動脈で脈を触知しなければ心肺停止として CPR（心肺蘇生）開始だ〕。患者さんに触れれば、皮膚が冷たいか温かいか、冷汗があるかどうかなども感じとれる（当然のことながら冷たく湿った皮膚ならば交感神経が興奮している体の危機的状況を意味する）。人を呼びつつ、バイタルサインを含めた患者さんの状態を迅速に把握し、上級医が到着したらそれをただちに伝える。

　もうひとつ大事なこと。それは患者さんの背景を知ることだ。入院中の患者さんだから、ある程度の情報はあるはず。年齢、なぜ入院しているのか、どういう経過なのか、既往歴、現段階での診断、治療、など。看護師さんが伝えてくれれば良いが、自分でカルテを見なければわからない場合も多いから、他の医師が来てあなたがカルテに目を通せる状況になってからでも良い。ただ、当然のことながら、診断につながる糸口は患者さんの背景に隠れていることが多いので、このステップは絶対に飛ばしてはいけない。

　余談ながら、電子カルテ時代に働くあなたを心からうらやましく思う。昔話をすると嫌がられそうだが、私たちが研修医の頃は当然紙カルテ時代。救急外来にずらりと並ぶカルテの下には、その患者さんの過去カルテが山のように積まれていた。入院の多い患者さんなどは入院カルテの束だけで崩れそう。そんな中から、ページをめくって、必要な情報を短時間で抜き出すのは至難の業だった。しかし、どこを見ればいいのかなどは慣れてくればわかるようになる。電子カルテは情報が整理されやすくなり、読めない手書き字を判読する労力がなくなったとは言え、現状に役立つ情報を選び出すのはあなたの力。日ごろからカルテに慣れて、どういう情報がどこに書かれているのか把握しておこう。そして、あなた自身もその患者さんを初めて診る他の医療者に、効率良く正しい情報を提供できるようなカルテ記載を心がけよう。

　場面を戻そう。

　上級医がやってきた。「どうした？」

　あなたはこんなふうに答える。

「看護師さんによると、88 歳の女性で、呼吸苦の精査のために 2 日前に入院したそうです。ポータブルトイレに立った直後、顔色が白くなって、ベッドの上に倒れてしまったそうです。僕が来たときは、呼びかけに反応がなくて、手は動いていたので、E4V1M4、脈拍 120 回/分、橈骨は触れるか触れないかで、血圧は 70/42 mmHg、SpO$_2$は 3 リットルカヌラで 87%、呼吸回数は 30 回を超えています。」

　こんなプレゼンを聞いたら、どんな上級医も「こいつ、できるな」と思うに違いない。適切なバイタルサインを把握し伝えられているだけでなく、鑑別診断に必要なキーワードが入っているからだ。

　そう、緊急事態ほど、優れたコンサルトが威力を発揮する。ただちに初期対応、鑑別診断につなげられるからだ。外来からの重症コンサルトであれば先に述べた「一文コンサルト」でも良いのだが、入院病棟であれば、何か問題のある患者さんが、それなりの理由で入院しているわけだし、あなたが患者さんに接触する前の情報を知っている人もいる。そういった情報を集めて、整理して、伝えることができると、その後の流れもスムーズになる。

コンサルトとともに

　「今、何ができるか」「何を優先してやるべきか」の、最初の答えは人を集め、情報を共有することだった。こういう緊急事態では、コンサルトをしてあなたの役目は終わり、ではない。「状態の安定化」あるいは「治療の開始」という目標に到達できるまで、あなたができること、優先してやるべきことを探し続けなければいけない。

　ひとつは、初期治療。ABC の安定化は常に大事。呼吸は自分でできているようなので、ひとまず A（airway、気道）は大丈夫そう。顔色は悪く、SpO$_2$は低

く、呼吸回数も速いので、代償できていない B（breathing、呼吸）の問題、呼吸不全はある。カヌラでの酸素投与では不十分そうなので、リザーバーマスクに変えて 10 リットル以上、十分な酸素を投与しよう。C（circulation）、循環はどうか？　脈は速く、血圧も低い。循環不全もありそうだ。ここですぐにできる、あなたもできる、循環不全への介入はなんだっけ？　そう、静脈ルート確保だ。細胞外液での輸液路を作り、確保しよう。

　他にできることはないだろうか。繰り返しになるが、患者さんの背景把握は重要。これまでの診察や検査で、どれくらいの情報が得られているのか、どんなことが想定され、どこまでの判断が行われているのかを把握し、上級医と共有しよう。ここで大事なのは「目の前の患者さんの状態からある程度の仮説を立てつつ、その裏づけをとるような気持ちでカルテを見る」こと。初期治療は始めたものの、それが正しいかわからないし、患者さんが反応するかもわからない。一刻を争う場面では、膨大な情報の中から、必要な情報を的確に抜き出す必要がある。回り道をしている余裕はない。そのためには正しい仮説が必要。そしてその仮説のもとになるのが、あなたが把握して上級医と共有したコンサルトの内容なのだ。

　高齢女性で、呼吸不全と循環不全が同時に起こっている重症病態で、トイレに立った瞬間、急に生じている。「急に」起こる重症病態の意味するところは「詰まる、裂ける、破れる」系の疾患。そして立ち上がった瞬間で、入院中の患者さんである、というところからは、自ずと可能性の高い疾患は頭に浮かぶ。それを頭においてカルテを見ると、このような病歴が得られた。

　「3 カ月前に転倒し他院で右大腿骨頸部骨折の手術を受けた。1 カ月前に退院し、独居の屋内生活は自立していた。3 週間ほど前から次第に屋内歩行でも呼吸が苦しくなってきたとのことで受診し、外来での検査では大きな異常を認めなかったが、経過観察のため入院となっていた。来院時からやや低酸素でカヌラでの酸素投与が行われていた。胸部 X 線では心拡大もなく肺うっ血もなく肺野に異常陰影もない。胸部単純 CT も同様。心エコーでは左室の壁運動異常はないが、重度の三尖弁逆流が指摘されていた。」

　となれば、診断のために行うべきは造影CT。CTに移動するにはバイタルサインを落ち着けなければいけない。というわけで初期治療の酸素投与と輸液投与がやはり重要ということになり、次第にバイタルサインも改善してきたので、造影CTへ。予想通り、両側の肺動脈をほぼ閉塞する肺動脈血栓を認め、肺塞栓と診断した。おそらく、3カ月前の手術の頃から少しずつ下肢の深部静脈に血栓ができ、術後のADL低下でさらに進み、少しずつ肺動脈を詰まらせて呼吸苦を生じさせ、入院後、立ち上がった瞬間に下肢の静脈血栓が飛んで広範囲に肺動脈を閉塞し、呼吸不全、循環不全を生じたという経過が想像できる。

　入院患者さんの診療にあたる環境で働いている限り、このような症例には、おそらく、一生に一度か何度かは必ず遭遇する。大抵急激に状態が悪化するので、こちらも焦る。そして自分がよく知っている患者さんとは限らない。こういう難しい状況で、手遅れにならないために何ができるか。その鍵を握るのは最初に看護師さんに腕をつかまれたあなたの、的確なコンサルトなのである。

これはやめよう

　総論でも述べたが、新人の役目は「ほうれんそう（報告、連絡、相談）」と言われた時代もある。これ、3つ全部そろわなければ意味がない。よくあるのが「報告」で終わってしまうタイプのコンサルト。

　「あのー、患者さんが、急に意識が悪くなって倒れてるんですけど……」確かに間違ってはいないのだが、これなら研修医のあなたでなくても言える。通りがかりの面会者でも伝えられる。少しでも、あなたでなければ伝えられないことを加えよう。さらに言えば、その後につながる内容を伝えて欲しい。今回の症例であれば、「立ち上がった瞬間に」というキーワード。すぐにはバイタルサインが測れなくても、心肺停止かどうかは確認すべきだし、橈骨動脈は触れるのかどうかとか、触れた脈や呼吸のパターンはどうなのかといったことは短時間でも把握できる。呼吸や循環が悪そうだということが伝われば、聞いた人は酸素や点滴の準備、人集めに走ってくれるだろう。そういう、患者さんの生存

の可能性が広がるコンサルトをして欲しい。ただの伝言係で終わることなく。

知っておこう

　Rapid Response System（院内迅速対応システム）という言葉を聞いたことがあるだろうか。「コードブルー」が主として心肺停止に至った入院患者さんの急変コールとして使われるのに対し、そうなる前にチームで介入して救命率を上げようという試みだ。院内で心肺停止に至る患者さんには、6〜8時間以内に 表1 のようなサインが現れていると報告されている。確かに、こうやって並べられるとこれはやばいでしょうと思うようなサインばかりだが、急変した患者さんのカルテを振り返ってみると、こういった予兆が見逃されていることは実際よくある。気づいて、ただちに介入しなければその日のうちにその患者さ

表1 心肺停止に至る 6 時間前の状態

- 平均動脈圧: 70 mmHg 以下もしくは 130 mmHg 以上
- 脈拍数: 45 回/分以下もしくは 125 回/分以上
- 呼吸数: 10 回/分以下もしくは 30 回/分以上
- 胸痛
- 意識の変容

（Franklin C, et al. Crit Care Med. 1994; 22: 244-7 より作成）

表2 National Early Warning Score（NEWS）2

生理学的パラメータ	3	2	1	0	1	2	3
呼吸数（/分）	≦8		9〜11	12〜20		21〜24	≧25
SpO$_2$（％）	≦91	92〜93	94〜95	≧96			
酸素需要		あり		なし			
体温（℃）	≦35.0		35.1〜36.0	36.1〜38.0	38.1〜39.0	≧39.1	
収縮期血圧（mmHg）	≦90	91〜100	101〜110	111〜219			≧220
心拍数（/分）	≦40		41〜50	51〜90	91〜110	111〜130	≧131
意識レベル				覚醒			非覚醒

合計点数が高いほど急変の可能性が高い
合計 5 点以上、あるいは 1 項目でも 3 点の項目があれば ICU 入室や専門家へコンサルトする
(https://www.rcplondon.ac.uk/projects/outputs/national-early-warning-score-news-2 より作成)

んが亡くなってしまう可能性が高いということだ。こういった研究結果をもとに、**表2** のような、急変リスクの高い患者さんを心肺停止に至る前に見つけて介入するためのスコアリングシステムが作られている。あなたの病院でもおそらくそういうシステムはあると思うので、院内でのコール基準を確認して欲しい。あなたが急変患者さんに対応して、人を呼ぶ時の判断基準や把握すべき内容、伝えるべき内容がそこに含まれているので、確認しておけば慌てなくて済むし、コンサルトにも役立つはずだ。

ここがポイント

✔ **あなたに意識して欲しいこと**
自分の力でできることをやる。優先して行うべきことを考える
患者の背景を把握する

✔ **いつコンサルトする？**
ただちに

✔ **誰にコンサルトする？**
集まってきてくれたすべてのスタッフ

✔ **どのように？**
「88歳の女性で、呼吸苦の精査のために2日前に入院しています[1]。ポータブルトイレに立ち上がった直後、顔色が白くなって、ベッドの上に倒れてしまったそうです[2]。僕が来た時は、呼びかけに反応がなくて、手は動いていたので、E4V1M4、脈拍120回、橈骨は触れるか触れないかで、血圧は70/42 mmHg、SpO_2は3リットルカヌラで87%、呼吸回数は30回を超えています[3]。」

1） 背景を伝える
2） 診断につながる特徴的な病歴
3） バイタルサインの異常を伝え、一緒に介入してもらうべき患者さんであることを
　　理解してもらう

✓ 目指すところ

鑑別診断や、初期対応につながる正しい仮説の構築

的確な診断、治療

✓ 伝えるべきポイント

バイタルサイン、患者背景、あれば特徴的な経過

✓ コンサルトと並行して行うこと

循環不全、呼吸不全に対する初期治療

患者背景の把握

診断のための検査の準備

✓ 同様のコンサルトが適切な病態、疾患

すべての病棟急変

入院編 2

入院患者の急変:
自分の担当患者さんの場合

コンサルトのコツ

あなたがその患者さんのエキスパートになる
コンサルトした後の流れを想像できるようになる

設定 入院患者さんを受け持つようになって3カ月。肺炎で入院していた80歳の男性もやっと明日、自宅退院できることになった。と思って朝、カルテを見ていたら……

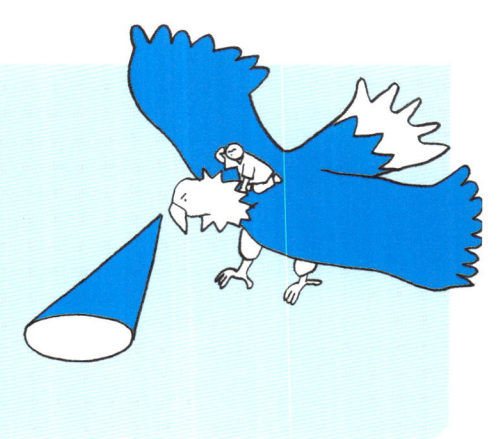

看護師さん「先生、△号室のAさんですが、今朝から熱が出ていて、嘔吐してます。ちょっと見てもらえませんか」
あなた「えーっ、明日退院の予定だったのに……熱だなんて……どうしよう……」

「退院の声聞くときぞ発熱し」というのは私がよく心の中でつぶやく自作川柳である。誰が悪いわけでもない。それだけ不安定な状態だから、入院が必要だったということだ。がっかりしていても事実は変えられない。院内急変の原則、「自分にできることをする」から始めよう。

JCOPY 498-14858

まずは部屋へいって診察だ。

あなた「A さん、いかがですか？」

A さん「なんか昨日の夜から食欲がなくて、むかむかするんだよね。看護師さんから 39℃も熱があるって聞いてびっくりしたよ」

➡ A さんは入院前も旅行の計画を自分で立てたり、地域のボランティア活動にも参加したりしてしっかりしていた人。訴えには信頼性がある。何か問題が起こっているのだろう。まずは……そう、バイタルサインの把握だ。熱は 39.0℃、脈拍は 98 回/分、血圧は 118/74 mmHg、SpO_2はルームエアで 98％、呼吸回数は 16 回/分。うん、バイタルサインは普段と変わりない。受け答えもしっかりできていて意識レベルも悪くない。

ここまでが最初のステップ。すぐに人を呼ぶような状況ではなさそうだと判断できた。どこかでコンサルトをしなければいけないけど、まだ余裕はありそうなので、「自分のできること」の範囲をもう少し広げてみよう。

あなた「ちょっと診察しますね……」

A さん「あ、そこ、ちょっと痛いな」

➡ 頭頸部や胸部の診察には異常がない。腹部の蠕動音は低下しているようだ。心窩部の軽い触診で痛みを訴えた。
そうなると、熱＋心窩部痛＋嘔吐の鑑別だ。どれも非特異的な症状ではあるけれど、急性の感染を主とした病態が頭に浮かぶ。そうなると、血液検査と画像検査かな……と、まず血液を採取してみたところ、AST 128 IU/L、ALT 113 IU/L、ALP 567 IU/L、γGTP 354 IU/L、CRP 8.5 mg/L、WBC 16500/μL と軒並み上昇していた。胆道系の感染が疑わしい。先輩医師と相談し、腎機能も問題ないので、腹部造影 CT を施行したところ、総胆管結石と総胆管の拡張を認めた。

あなた「結石性胆管炎か……。これって怖いヤツじゃなかったっけ。消化器内科へコンサルトだな」

　　さあ、コンサルトだ。

あなた「先生、お忙しいところすみません。肺炎で入院している 80 歳の男性で、明日退院予定だったんですが、今朝から発熱、嘔吐がありまして、心窩部痛もあり、採血で肝胆道系酵素や白血球、CRP が上がっていて、造影 CT で総胆管結石を認めました。結石性胆管炎だと思うのですが」

　　と、上出来なコンサルト。あなたは「できること」をやった。

　　しかし、もしもこんな返事が返ってきたらどうしよう。

消化器内科医「えー、80 歳？　ERCP（endoscopic retrograde cholangiopan-creatography、内視鏡的逆行性胆管膵管造影）できそうな人？」

あなた「えっ……」

　　と、ならないために。しっかり対策を立てておこう。そのポイントをふたつ挙げる。

その患者さんのエキスパートになろう

　本来ならば、コンサルトを受けた医師が、患者さんのもとを訪れ、診察した上で専門医としての意見を述べるのが務めである。しかし、いろんな人がいるし、今ちょっと手が離せない別の用事があって、判断を延ばしたい、とか事情があるかもしれない。また、あなたの病院に専門家がおらず、他院に紹介する場合は、行ってから適応がありませんと戻されてしまったら患者さんは大変だ。だから、コンサルトをする前に、コンサルタントに適切な情報を伝えられるよう、主治医、担当医として患者さんのことをしっかり把握しておいて欲しいのだ。現在入院している問題だけではなく、これまでの生活背景、基礎疾患、内服薬などは最低限。例えばこの患者さんが、処置の必要性を理解してくれそうになく、内視鏡検査も鎮静しないと行えそうにない人だったら、循環や呼吸の問題が検査中に生じるリスクは高まる。そもそも検査や治療に対応できる認

知機能や臓器機能があるのかどうかは必ず把握しておこう。

　処置や治療が侵襲的なものになることはよくある。患者さんによってはそこまでしたくないと思っている人もいるかもしれない。もちろん、こういう新しい問題が生じるたびに、患者さんと改めて話し合うのは当然だが、もともとどういう価値観で生きている人なのかを事前に知っておくことは大切である。コンサルトから少しずれるが、あなたの説明を聞いて「そんな検査や治療はしたくない」と言う患者さんもいるかもしれない。そんな時、あなたがその検査や治療が必要だと考える理由、行わない場合どういう経過が予測されるかも含めて患者さんに説明できるとより良いし、今は難しくても、必ずできるようになって欲しい。あなたの説明によって患者さんが間違った選択をして不利益につながることがないよう、勉強を重ねるのが私たちの務めである。

　主治医、担当医であるあなたは、自分の患者さんの医療や価値観に関するあらゆる面を網羅している、その患者さんのエキスパートであるはずだし、そうならなければいけない。そうなって初めて、コンサルトの場面で適切な患者さんの代弁者となることができる。

コンサルトした後の流れを想像できるようになろう

　ということは、専門医にコンサルトする前に、患者さんに自分の見立てと、専門の先生に相談することを伝えないといけないという話になる。そこで患者さんから必ず聞かれるであろう質問「それで、先生、これからどうなるんです？」に、あなたは答えられるだろうか。これまでよりレベルの高い話にはなるが、いろいろな科をローテーションして学んできた研修医2年目の後半くらいになったら、これはある程度は答えられるようになっていて欲しいと思う。もしもあなたが本来行われる検査や治療と全く違うことを説明してしまったら、患者さんも間違った判断をしてしまうかもしれない。ある程度一般的な疾

患の、一般的な流れは説明できるように勉強しておきたいし、その場で調べてもいい。ただいい加減なことを言うのは最も避けるべきなので、最終的には専門医の判断となることはきちんと伝えよう。

　このふたつのポイントを押さえて、先ほどのコンサルトに戻ってみよう。

消化器内科医「えー、80歳？　それって ERCP できそうな人？」

あなた「はい、認知機能の問題はありませんし、入院前はボランティア活動もしていたくらい元気な人です。今回の肺炎も抗生剤治療で治癒し、後遺症もなく明日自宅退院する予定でした。ご本人にも結石性胆管炎の可能性があることは説明し、内視鏡検査とか、必要なら頑張るとおっしゃっています」

➡ 高齢とは言え自立し判断力もある人で、「自宅」（ここは絶対言いたいところ。施設退院ではなく家へ帰ることができるくらい元気であるというニュアンス）退院間近なほど回復、本人も今後の流れを理解し、治療を希望しているということを伝えれば、コンサルタントからわかったよ、のひと言を引き出せること間違いなしである。

ここがポイント

☑ **あなたに意識して欲しいこと**
あなたがその患者さんのエキスパートになる
コンサルトした後の流れを想像できるようになる

☑ **いつコンサルトする？**
病状にもよるが、時間の余裕がありそうなら、患者さんに説明してから

☑ **誰にコンサルトする？**
専門の検査や処置を行う医師

どのように？

「肺炎で入院している 80 歳の男性で、明日退院予定だったんですが、今朝から発熱、嘔吐がありまして、心窩部痛もあり、採血で肝胆道系酵素や白血球、CRP が上昇していて、造影 CT で総胆管結石を認めました。結石性胆管炎だと思います[1]。高齢ではありますが認知機能の問題はありませんし、入院前はボランティア活動もしていたくらい元気な人です[2]。今回の肺炎も抗生剤治療で治癒し、後遺症もなく明日自宅退院する予定でした。ご本人にも結石性胆管炎の可能性があることは説明し、内視鏡検査とか、必要なら頑張るとおっしゃっています[3]」

1）背景と診断に至った経緯
2）積極的に治療介入して欲しい人であることを伝える
3）患者さんへどう説明したか、そして治療に対する了解を得たことを伝える

 目指すところ

適切な治療

 伝えるべきポイント

患者さんの背景、経過、希望

同様のコンサルトが適切な対象

あなたが受け持っているすべての患者さん

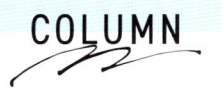

「お母さんは死んでない」

　救急専攻医になって間もないころの当直中、90代の女性が心肺停止で運ばれてきた。蘇生処置を施したが蘇生の可能性はなく、同居の息子さんを呼び入れて死亡確認をしようとした時。

　「お母さんは死んでない！」やおら、息子さん自ら胸骨圧迫を始めたのだ。私も看護師さんも呆然。いや、ちょっとあの、息子さん、と、離そうとしたけれど離れてくれない。当直の看護師長や管理当直の部長医師まで救急外来に来て、息子さんへ説明を試みたけれど納得されない。最終的には患者さんの親類縁者が来て、半ば引きはがすようにして、なんとか場が収まったように記憶している。

　自分が人生経験も医師経験も短く未熟だったゆえに、配慮を怠り十分な説明ができなかったのが問題だったのだろうと思いつつも、あれから20年近く経った今でも、どうすれば良かったのか答えは出ていない。母親の死を受け入れられない息子が訪問診療の医師やスタッフに発砲して死傷させた事件もあったように、どんなに誠意を持って、言葉を尽くして説明しても、埋められない「溝」を感じることは確かにある。そんな場面にぶつかったら、ひとりで抱え込まずに、同じ経験をしていそうな周りの医療者に相談して欲しい。状況が許すならば一緒に説明にあたってもらうのも良いだろう。心を尽くすことは大事だが、その結果として100%意図が通じるわけではない。そんな、一歩引いた目線も時には必要だ。

3

Tips

わかってもらえる病状説明をしよう

　患者さんや家族への説明は上の先生がやってくれるから関係ない。もしあなたがそう考えているとしたら、それはせっかくのコミュニケーションのチャンスを逃すことになり、とても残念なことだ。「研修医の先生に指導して病状説明をさせるよりも、自分でやってしまったほうが手っ取り早いし、何倍も楽だし、ややこしい結果を招くリスクを負わなくて済む」というのが指導医の本音だ（みんな表立って言わないと思うが！）。だからこそ、病状説明を任せてもらうチャンスが巡ってきたら、それはとても幸運なこと（あるいは、上級医があなたを信頼してくれた証拠）であり、ぜひとも「やります！」と言って欲しい。何度も言うが、自分ひとりで責任を持って患者さんを診る時が必ず来る。その時には当然、病状説明も自分ひとりでしなければいけない。誰も教えてくれない、誰もフィードバックしてくれない状況でいきなり本番となったら大変なので、ぜひ今のうちから病状説明の経験を積んで欲しい。

　病状説明を行う目的とは何だろう？　それは「正しい情報を患者および家族に適切に伝えることによって、患者および家族が自分の希望が何かを考え、話せるようにすること、そして医療者、患者、家族が適切な行動を選択できるようにすること」だ。この目的を達成するための、病状説明のポイントが、CUP-SOUP 表1 や SHARE 表2 などの頭文字で紹介されているので、もし聞いたことがなければ一度調べてみて欲しい。ただこういう英語の頭文字をつなげたのって、なかなか頭に入ってこないよね……と感じている（私と同じ）あなたのために、私自身が病状説明を行ったり、後輩の先生の病状説明に同席したりする中で、これは大事と感じる点を少し噛み砕いて説明したい。

1 ┊ 準備が 8 割

　病状説明がうまくいく、つまり、患者さん、家族に理解してもらえるかどうかは、準備にかかっていると言っても過言ではない。特に場数を踏んでいない

表1 CUPSOUP

C（Circumstance）環境を整える	時間と場所を準備する
U（＝You） 　あなたの考えを整理する	全体像を把握し、説明内容と今すべきことを明確にし、説明を行う担当者を決める
P（Partner） 　説明相手について把握する	説明相手を決める、説明相手の積極性や、ヘルスリテラシー（健康や医療に関する正しい情報を入手し、理解して活用する能力）を分析する
S（Share）情報共有	自己紹介と参加者の確認、関心があること、事前に理解している内容を確認する、問題点を共有する
O（Offer）提案	今回の話し合いで評価すべき項目、選択肢を提示する
U（Unite）対話	評価項目の優先順位を決める、各選択肢を掘り下げる
P（Plan）計画	具体的に行っていくべきことを確認する、全体をまとめる

（天野雅之．病状説明 ケースで学ぶハートとスキル．医学書院; 2020．p.5 より作成）

表2 SHARE（悪いニュースの伝え方）

S（Setting up the interview） 面談の設定	● プライバシーに配慮した環境の準備 ● 患者にとって重要な人物の同席
P（assessing the patient's Perception） 患者の病状認識の評価	● 患者がどの程度病状を理解しているか ● どのような考えを持っているか ●「これまでどのように説明を受けていますか？」
I（obtaining the patient's Invitation） 患者の希望の確認	● 患者の希望を確認しそれに応じて情報を伝える（検査結果などが出てからではなく、事前に確認しておくほうがよい） ●「すべての情報を詳しく知りたいですか、それとも大まかに伝えたほうがいいですか？」 ●「ご自身でお知りになりたいですか、それともご家族にお伝えしたほうがいいでしょうか？」
K（giving Knowledge & information to the patient） 患者への情報提供	● 患者が理解できる言葉で説明し理解できているか確認する
E（addressing the patient's Emotions with empathic responses） 患者が抱く感情への共感的な対応	● 患者の立場に立つ ● 患者の感情を確認する ●「今回の検査結果はあなたにとってつらいものだと思います」 ● 患者が感情を表出できるように間をとる ● 感情が落ち着くまで次の話題に移らないほうが良い
S（Strategy & summary） 今後の方針とまとめ	● 話したことをまとめる ● 今後について考える心の準備ができているかを確認する（準備ができているようなら今後の方針について話す、難しければ後日にする）

（Baile WF, et al. Oncologist. 2000; 5: 302-11 より作成）

間は、とにかく準備。何を準備すれば良いかを挙げる。

準備その① 人、物、場所

　病状説明の経験が少ない人ほど、この3点は意識して欲しい。まず、人。これは、病状説明を聞く患者さん、家族だけでなく、あなたを「サポートしてくれる人」を用意して欲しい。主治医あるいは担当医であるあなたは、患者さんに関するすべてのことを把握しているべきではあるが、幅広く知らなければいけない分、その深さは専門の担当者には劣るかもしれない。そしてまた、あなたには打ち明けてくれない思いや、大事にしていることなどを、患者さんがあなた以外の医療スタッフに話しているかもしれない。患者さんに普段かかわっている看護師やセラピスト、社会的な制度の説明をしてくれるソーシャルワーカーなど、自分の説明を補足し患者さんや家族の病状理解の助けになってくれそうな、言い換えればあなたと患者さん、家族の間の橋渡しをしてくれそうな人に参加してもらおう。そうすれば、慣れていないあなたも安心して病状説明に臨めるんじゃないだろうか。

　あなたと患者さん、家族以外の第三者に参加してもらうことはリスクマネジメントの観点からも重要だ。紙に書いて残していたとしても、録音でもしない限り、あとから「言った」「言わない」「聞いてない」といった行き違いが生じ、そこから大きな問題に発展することは残念ながらある。第三者の記憶や記録が裏づけとなるという意味でもあなたにとって大切なサポーターだ。

　つぎに物。まず、血液検査データや画像などを患者さんや家族に見せることのできる媒体、電子カルテや印刷物を用意しよう。あなたの服装も物に入れて良いだろう。救急外来など緊急の場であれば、自分の服に血液がついていないか、家族を案内するベッドサイドが汚れていないか、確認しよう。また、座って落ち着いて聞いてもらうための椅子も準備しよう。

　さいごの場所についてはあえて言うまでもないが、自分の施設で落ち着いて、集中して、話を聞いてもらえる場所がどこにあるのかは確認して把握しておき、病状説明の予定に合わせて確保しよう。長くその病院にいる人に聞くの

が手っ取り早いかもしれない。

準備その② 内容

　当然ながら最も大事なのは「何を話すか」である。まずは病状説明の目的、つまり今日の説明の目標到達地点をはっきりさせることが重要だ。治療法の選択なのか、退院先の選定なのか、悪いニュースを理解してもらうことなのか等々。あなたがこれを明確に把握していなければ、話を聞く人も迷ってしまう。もうひとつ重要なのは「あなた自身の考え」を、自分の中でまとめておくことだ。医者がすべてを決めていたパターナリズムの時代から、shared decision making: 共有意思決定（医療者が選択肢を提示し患者や家族と医療者とともにメリット・デメリットを考え選択していくこと）の時代へ、今、移行してきている。しかし、これは「患者さんや家族に決定を任せて医療者がそれに従う」ことではない。あなたは医療を学んできたプロフェッショナルとして、病状説明の前に、目の前の患者さんにとって何が最良なのかを、ある程度心の中で考えておくべきだし、それがプロとしての責任だ。「あなたはこの患者さんにとってどの選択肢が良いと考えているの？」と尋ねると、黙ってしまったり、「わかりません」という研修医の先生もいる。正直な気持ちだとは思うが、「何が良いか考える努力」は惜しまないで欲しい。患者さんが自分の家族だったら、どういうアドバイスをするか、自分が患者さんの立場だったらどう考えるか、という視点から考えてみても良いと思う。それを病状説明の前に、指導医と（可能ならば他の職種の人たちとも）ディスカッションして、自分の考えに偏りや思い込みがないかどうかを確認しておく。その準備をした上で、病状説明の中で患者さんや家族の考えとすり合わせて到達地点を探す。それが本当の共有意思決定だと私は思う。

　さらに言うまでもないことだが、話した内容は遅滞なく、要点を抑えて、カルテに記載しよう。説明用紙を作り、渡し、カルテに保存したとしても、それだけでは不十分。結果的に、そこに書いていない内容も話している場合が多いので、あなたが話した言葉は必ずカルテに書き残しておこう。

2 実際の説明スキルが2割

　準備が整っていれば本番にも落ち着いて臨めるのではないだろうか。そういう意味で、実際の説明スキルの重要性は2割くらい……と見積もってみた。話をする上で、相手に合わせた速度で話し、相手に届く声の大きさとなっているか気にかけて欲しい。耳の遠い高齢の患者さんや家族と話す時は特にゆっくり、はっきりと。あなたにとって多くの患者さんや家族は人生の先輩なので、言葉遣いにも気をつけよう。(日本人は特に)終始目を合わせて話していると相手が居心地悪く感じてしまうかもしれないが、特に大事な内容の時は、アイコンタクトを意識したい。

　準備してきたことを話すだけならば苦労はない。が、共有意思決定と言うからには患者さんや家族の意見を聞くことは当然必要だ。ここであなたを含む若手医師の皆さんが戸惑いがちなのは「自分と相手で言葉の定義が違う場合がある」という現実。例えば、終末期の迎え方の話し合いで「自然のままでいきたいです」と患者さんや家族が言った場合、具体的に何を意味しているのか。病院で、点滴を続けることを「自然」と思っている人もいれば、すべての治療を中止して家に帰ることが自然と思っている人もいる。「自然のままとは、具体的にはどんなことをイメージされていますか?」と率直に聞き確認しよう。これを、医療者側の勝手な解釈で進めてしまうと後々のトラブルのもとになる。「できることはすべてやってください」ともよく言われるが、現代の医療でできることというのは無限にある。この患者さんにとって「できるし、やったほうが良いと思われること」「できるけれどやっても良い結果は得られないと思うこと」をしっかり説明した上で、選択してもらう必要がある。「以心伝心」は病状説明の場では決して望ましいものではないと覚えておいて欲しい。

　とはいえ、これは病状説明に慣れていない、患者さんをそれほどまだ診ていないあなたにとってはかなりハードルの高いスキルだろう。だからこそ、「事前準備をできるだけしておき、臨機応変なやりとりに対応するための余力を残す」、そして「自分をサポートしてくれる指導医、他職種に同席してもらう」と

いうことが大事で、やっぱり準備が8割なのだ。

3 ┊ いろいろな医師の病状説明に同席する

　病状説明の大事なポイントは共通しているとは言え、そのスタイルには説明者と受け手によって幾通りもある。ぜひ、多くの医師の病状説明に参加させてもらい、良いところやこれは真似すべきではないなと思うところを吸収して欲しい。中には同席されるのを嫌がる先生もいるかもしれないが、先生の説明をぜひ聞いて自分も勉強したいんです、と言えば断られることはまずないだろう。そこはめげずに頑張って交渉して欲しい。

4 ┊ 場数を踏む

　病状説明、準備もいるし、面倒くさいな……と思う人もいるかもしれない。でも、いくら先輩の病状説明をたくさん聞いても、自分自身が準備して、説明内容に責任を負うという経験をしなければ身につかない。先ほども述べたように、病状説明の機会を若手のあなたに任せてもらえるというのは貴重でありがたいことなのだ。ぜひ機会を逃さず場数を積んでより良い病状説明ができるようになろう。

5 ┊ フィードバックをもらう

　仕事は何でもそうなのだが、自己流ややりっぱなしでは上達しない。病状説明を行ったら、うまくいった点、修正すべき点について、同席した指導医や他職種からぜひともフィードバックをもらい、次の病状説明につなげよう。そういう意味でもやはり、「人」の準備は重要。

6 ┊ 自分自身が説明を受ける場面から学ぶ

　例えば、あなたや家族が医療を受ける場合があれば、いちばん良い学びの場になるだろう。でも、そんな場面はあまりないだろうし、ないほうが良い。例えば、店で商品を選ぶ場合の店員さんの説明、不動産や車など高価なものを選択する場合の売主の説明など、日常生活の中で「これは説得力があるな」と思う相手のスキルを盗むのもひとつだ。

7 ┊ やはり大事なのは想像力と思いやり

　病状説明を受ける患者さんや家族がどんな思いで参加しているか、どういうことを望んでいるかという想像力と、どういう方向性が一番望ましいのかというプロフェッショナルの視点を基盤にした思いやり、これなしには誠実な病状説明は成り立たない。コンサルトと同じで、この想像力と思いやりを意識していれば、あなたの病状説明はきっと患者さんや家族にしっかりと伝わるだろう。

さいごに

　同じ病気の説明をするのであっても、患者さんひとりひとりが違うのと同じく、患者さんの数だけ異なる病状説明の仕方があり、患者さんの数だけ伝わり方も違う。どんなに準備をして臨んでも、「えっ」と一瞬絶句するような場面や、どういったら伝わるのだろうかと途方に暮れる場面が必ずある。私も今だにそうだ。でも、人と人とのやりとりってそんなもの。予測がつかないからこそ、興味深いし、やりがいがある。経験を積めば積むほど病気や人への理解は深まる。「予定調和の安心な世界」から一歩踏み出して、病状説明からぜひあなたの世界を広げて欲しい。

伝わる紹介状を書こう

　ここでは紹介状の書き方について述べたい。というのは、研修医の先生たちが外来、入院診療を実際に行う上で、最初に戸惑うことのひとつが紹介状の作成のように思えるからだ。

　正直なところ、それまでの人生で、手紙をはじめとする「文章によるコミュニケーションの経験をどれくらい積んでいるか」によって、紹介状作成を難なくこなしていける人と、難しく感じる人に分かれると感じる。とはいえ、そう言ってしまっては元も子もない。「会話」と「書く」とで手段が異なるだけで、押さえるべきポイントは日々のコンサルトと同じ。その視点から解説していこう。

　まず、すべての紹介状に共通する大事な点を4つ挙げる。

1. 「長すぎない」。コンサルトと同じく手紙を読んでもらうのも相手の時間をとる行為だ。忙しい中でも読み手が読む気になる長さにおさめ、かつ、的確な情報を落とさないようにしよう。自分が手紙を受け取る立場として言うと、文章自体は「紙一枚分」におさまるのが理想だ。そうなると、絶対に書くべき情報と、そこまで詳しく書かなくて良い情報を、紹介状の目的に合わせて取捨選択する必要が出て来る。それを的確に行えるかどうかは、あなたが患者さんの背景や病態をきちんと把握できているかどうか、にかかっている。

2. 「『何をして欲しいか』を伝える」。現在の治療を継続して欲しいのか、さらなる別の治療を試みて欲しいのか、社会的調整やケアをして欲しいのか等々、できるだけ具体的に述べる。

3. 「必ず読み直す」。書いている最中は自分の伝えたいことばかりに気がいってしまう。書き終えたあと一息ついて、受け手の視点で読み直して欲しい。伝えたいことが伝わっているか、漏れはないか。誤字脱字がないか。同じ言葉の繰り返しはないか。忙しくてそんなことやっていられないと言いたい気持ちはよくわかるけれど、読みにくい文章をいくら書いても、伝えたいこと

が的確に伝わらずもったいない。一度送ってしまったらもう修正はできない。このワンステップを入れることであなたの紹介状のクオリティは確実に上がり、紹介先とのコミュニケーションが良くなり、患者さんの適切な診療につながると思うので、是非面倒くさがらずにやってみて欲しい。

4. 「あと回しにしない」。情報提供が遅れればそれだけ患者さんに不利益が生じるのは明白である。また紹介状を封筒に入れたり場合によっては宛名を書いたり、という事務スタッフや看護師さんの負担も考えると、できるだけ早く作成して出すべきだ。さらに放っておくと忘れてしまい、カルテを見て記憶を掘り返して書くので時間がかかり……と、どんどん仕事が回らなくなる。外来の紹介状や返書であれば、できるだけその日のうちに、転院や退院後のフォローの紹介状であれば転院前日までに。それが習慣化すれば書類仕事がスムーズに進むこと間違いなし。

　時間がない中でこんなこと気を付けていられないよ！　と思ったあなた。ちょっと心を落ち着けて考えて欲しい。まだ仕事に慣れていないあなたは、今とんでもなく忙しいと思っているかもしれないけれど、これから年数を重ねるほど、仕事の量は増え、種類も増し、求められるクオリティも深くなってきて、比べ物にならないほど忙しくなる。そんな中で、コンサルトもそうだけど、紹介状もあなたが臨床医を続けていくならば避けて通れない、でも大事なルーチンワークだ。そういうルーチンワークほど、早いうちから慣れて、悩まず、時間をかけずに、かつ的確にできるようになっておくのが大事なのだ。そうすると、時間をかけてじっくり考え、修練を積みたい他のことに割く時間の余裕ができてくる。

　さて、紹介状も、シチュエーションによって書き方や書くべき内容が変わってくる。状況別にポイントを紹介していこう。

JCOPY 498-14858

1 ┆ 入院中の患者さんをかかりつけ医 （ホームドクター）に戻す場合

研修医になって最初に書くのがこのタイプの紹介状じゃないか、と思うので、ここから始めてみる。

ここがポイント

- ✔ かかりつけ医なので、患者さんの背景については把握しているはず。なので、そこはさらっと流して良い。
- ✔ 入院中にどんなことがあり、どこが変わったか、できるだけ具体的に書く。
- ✔ 今後、医療面、生活面でどのようなことに注意して欲しいかを述べる。

 文例

　平素よりお世話になります。貴院に2型糖尿病で通院されていたA様ですが[1]、退院の見込みとなりましたので、入院中の経過をご報告させていただきます。

　〇月×日に発熱で受診され、酸素が必要な状態で、肺炎の診断で入院となりました。抗菌薬治療を行い、入院3日目には解熱し、酸素も不要となり、食事もとれるようになりました。糖尿病につきましては、入院中1600 kcal の食事摂取で血糖コントロールも良く、むしろ低血糖傾向となってきましたので、処方内容をメトホルミン500 mg 2錠分2から250 mg 2錠

分 2 に変更しております。ただ ADL の低下が著しく、もともと自立歩行されていたところが伝い歩きとなっており、入院中も転倒することがありました[2]。今後、自宅生活に戻られるにあたり、転倒のリスクなども高くなると思いますので、そのあたりも含め経過を見ていただけますと幸いです[3]。何かございましたらまたご相談ください。

1）背景は相手も知っているのでさらっとで良い。
2）入院中の医療面、生活面での変化を説明する。
3）見て欲しいポイントをはっきりさせる。

2 | 入院中の患者さんの転院交渉をする場合、あるいは転院する場合

ここがポイント

✔ なぜ元の環境に戻れないのか、なぜその病院で診て欲しいのか、理由を具体的に書く

✔ 相手はこの患者さんのことを知らないので、今後の療養に関係しそうな入院前の情報も漏らさず記載する

✔ 今後、自分の病院とのかかわりが必要かどうかを伝える

✔ 入院→入院なので情報量も多い。読み手も腰を据えて読む時間の余裕もあると思うので、情報量は多めで良い。「この情報がないんですが……」と先方から問い合わせをもらうことがないようにしたい。

✔ 「問題点箇条書きスタイル」は、手紙文としては読みにくくあまり望ましいとは思わないが（箇条書きスタイルを勧めている本もあるが）、転院の

場合は、入院中の問題点リストを簡潔にまとめたものを貼りつけること も許容されるとは思う。ただ、それだけで終わらないように。「で、どう したの？　何がして欲しいの？」となってしまう。必ず患者さんの全体 情報や展望を集約した「まとめ」をつけて欲しい。間違っても「カルテ をそのままコピペしました」という、相手に対しても患者さんに対して も不誠実な紹介状にならないようにしよう。

 ## 文例 1（療養目的での転院依頼の場合）

　平素よりお世話になります。この度 B 様の転院による治療継続ついてご 相談をさせていただきたく存じます[1]。

　B 様は、入院前は自宅で奥様とふたり暮らし、ADL は自立しており、介 護保険の利用もなく、高血圧で△医院に、前立腺肥大症で〇医院に通院さ れていました[2]。

　〇月×日に散歩中に転倒し、当院へ搬送されました。右大腿骨頸部骨折 で、翌日整形外科にて大腿骨頭置換術を行いました。リハビリを行ってい ましたが、経過中に肺炎や尿路感染症を発症し、治癒はしたものの体力の 低下が顕著で、現在は歩行器歩行となっています。奥様も持病があり、現 状の B 様の状態で自宅での介護を行うのが難しいとのことでした。今後 1〜2 カ月程度で娘様が同居できる見込みとのことでしたので、それまで のリハビリを含めたご加療をお願いしたく存じます[3]。

　なお、大腿骨頸部骨折につきましては当院の整形外科外来で経過を見さ せていただきますので、退院となりましたらご連絡ください[4]。

1) あるいは、すでに転院が決まっていれば、B様について入院中の経過をご報告させていただきます、だけで良いだろう。
2) 入院前の情報を説明する。
3) 退院できない理由を述べる。
4) 自分の病院とのかかわりを説明する。

文例 2（高度医療を目的とした転院依頼の場合）

　お世話になります。治療目的で患者様のご紹介をさせていただきます。

　C 様は 202X 年に△病院にて僧帽弁置換術を受けた 68 歳男性です。その後転居に伴い□クリニックにてワーファリン等の処方を受けておられました[1]。

　1 週間前から持続する発熱で〇月×日に当院救急外来を受診されました。心雑音があり、最近の歯科治療歴の病歴もあったことから感染性心内膜炎も考慮し、入院の上経過観察しておりましたが、入院時の血液培養 4/4 本から *Streptococcus viridans* を分離しました。経胸壁エコーでは疣贅ははっきりせず、造影 CT でも現段階では塞栓所見も認めませんが、人工弁置換術後の方であり、循環器内科、心臓血管外科のある貴院にて治療をお願いするのが望ましいと考えご紹介させていただきました[2]。〇月 Y 日よりアンピシリン 2 g 4 時間毎の点滴投与を行っております。よろしくお願いいたします。

1) 経過に関係する入院前の情報を説明する。
2) なぜ紹介するのか、理由を述べる。

文例 3 （問題点箇条書きスタイルで書きたい場合）

　お世話になります。転院となりますＤ様につきまして、入院中の経過を
ご報告させていただきます。

　入院前、既往歴はなく、通院や内服薬もなく、検診受診歴もなかった70
歳男性で、自宅で奥様と生活されていました[1]。○月×日、突然の左片麻
痺を自覚し当院へ救急搬送されました。心房細動を認め、右中大脳動脈の
塞栓による脳梗塞と診断し、発症後3時間で血栓回収とアルテプラーゼ（t-
PA）投与を行いました。リハビリにより歩行器歩行まで回復しましたが、
左片麻痺と構音障害は残存し、まだ自宅生活は困難な状態です。その他の
内科的問題もあり、しばらく入院での治療が必要と考えております。奥様
はトイレ歩行ができるようになったら自宅で介護したいと希望されていま
す[2]。以下に入院中の問題点を簡単に挙げさせていただきます[3]。

#1　心原性脳塞栓

#2　慢性心房細動
　　エリキュース5 mg 2錠分2で二次予防を行っています。頻脈となる
　　ことがあり、ビソプロロール2.5 mgを内服しています。心収縮能は維
　　持されており、弁膜症もありません。心エコーの結果を添付しており
　　ます。

#3　高血圧
　　入院中高血圧が持続しアムロジピン5 mg、オルメサルタン10 mgを
　　開始しています。

#4　前立腺肥大症
　　急性期に使用していた膀胱留置カテーテルを抜去したあとに尿閉とな
　　り、大腸菌による尿路感染症も発症して、1週間の抗菌薬治療を行い
　　ました。泌尿器科にも相談し、現在はシロドシン4 mg 2錠分2、デュ
　　タステリド0.5 mg 1錠分1を開始して、カテーテルも抜去でき、排

尿可能となっています。退院後は当院泌尿器科へ通院のご紹介をいただけますと幸いです[4]。

#5　せん妄

入院後特に夜間声を上げたり、歩こうとしてベッドから転落することがありました。ロゼレム4mgを開始して次第に落ち着いてきてはおりますが退院後は不要かもしれません。今後の薬剤調整をお願いいたします。

1）入院前の情報を記載する。
2）なぜ退院できないのか、ゴールも含め伝える。
3）問題点を挙げる前にまとめを述べておく。
4）今後の自院とのかかわりを伝える。

3 ┊ 外来から外来へ紹介する場合

ここがポイント

✓ 相手も外来診療の合間に読むことが予測され、場合によっては患者さんが持参して受診し、その場で読んで要点を掴んでもらわないといけないので、とにかく簡潔に、かつポイントを外さず。

✓ 当院で何をしたか、患者さんにどう説明したか、紹介先で何をして欲しいかを書く。

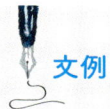

文例

　お世話になります。創傷処置後の創部の経過観察をお願いしたく、ご紹介申し上げます。

　既往歴、内服歴のない 42 歳男性です。〇月×日に飲酒後、歩道橋で転倒し、前額部を打撲して受診されました。4 cm の挫創を前額部に認め、洗浄し 5-0 ナイロンで 6 針縫合しております。破傷風の定期予防接種は済ませているとのことでしたので、破傷風トキソイドを 1 回接種しました。頭部 CT では骨折や頭蓋内血腫は認めませんでしたが、慢性硬膜下血腫のリスクの説明をご本人と奥様に行いました[1]。創部のフォローアップについては、ご自宅に近い貴院を希望されましたのでご紹介させていただきます。今後の抜糸も含め、ご診療をお願いできますと幸いです[2]。何かございましたらいつでもご連絡ください[3]。

1) 当院で行ったこと、説明内容を記載する。
2) 何をして欲しいかをはっきり述べる。
3) ひとことつけておくと、問題があった場合などに連絡をもらうことができ、自分自身の勉強になる場合がある。

4 ｜ 返書

　他院の先生から紹介状をもらったら、「返書」を書かなければならない。病院によっては定型文（入院しました、外来を受診しました）で済ませているところもあるが、基本的には診療したあなたが作成義務を負うと思って書く習慣をつけて欲しい。

ここがポイント

☑ 紹介された問題点について、どのように判断しどのように解決したか（あるいは解決途上であるのか）明確に簡潔に述べる。

☑ 入院する患者さんであれば、とりあえず現在わかっていることを書いて、退院の時に詳細な経過を報告すれば良い。

文例 1（外来に紹介され外来に戻す場合）

　お世話になります。貧血でご紹介いただいた E 様ですが、本日受診されました。小球性貧血で、鉄、フェリチン低値、TIBC 高値であり、鉄欠乏性貧血を疑いました。ひとまず、鉄剤の処方を開始しましたが、ときどき黒色便があるかもしれないと言われていたため、消化管出血の可能性も考慮し、〇月×日に当院にて上部消化管内視鏡検査を行うことといたしました。結果が出ましたらまたご報告させていただきます。

文例 2（入院となった場合）

　お世話になります。腹痛でご紹介いただいた F 様ですが、精査の結果、下部消化管穿孔が疑われましたので、外科へ紹介し、入院となりました。退院時にまた経過をご報告させていただきます。ご紹介ありがとうございました。

　紹介状を書く上で大事なのは、患者さんと受け取る側への思いやりと想像力である。自分の手を離れた後、患者さんに引き続き適切な診療を受けて欲しい、それにはどうしたら良いかという思いやり（医師としての当然の責任感と言うべきかもしれないが）と想像力。紹介状を受け取る立場の医師がどんな状況でこの手紙を読むのか、どうしたら相手の貴重な時間を無駄に消費することなく、簡潔で過不足のない情報提供ができるかという思いやりと想像力。つまり、ポイントはコンサルトと同じなのだ。これからあなたもたくさんの紹介状を受け取ると思う。わかりやすいな、上手に書いているなと思う紹介状はそのポイントが押さえてあるはずなので、そういう紹介状を参考にあなたの紹介状をブラッシュアップしよう。そして、たくさんの患者さんを紹介してもらえる医師になって欲しい。

カルテ、退院サマリを書くべきふたつの理由

　カルテの書き方なんて今更言われなくても！　と憤慨するあなたの顔が目に浮かぶ。が、あえてここで取り上げるのは、「カルテ記載がもとで（あるいは記載していないために）仕事が円滑に進まなかったり、トラブルを招いているケース」を多く見聞きし、また私自身も経験しているからこそ、あなたにそんな思いをして欲しくないのだ。

　カルテは遅滞なく正確に記録するのが医師の義務である。医学部でそう習っただろうけれど、ちゃんとやってる？　退院サマリが2週間を超えて作成されていませんと医療情報管理室からせっつかれて、なんでそんなもの作らないといけないんだ、とブツブツ言ったりしていない？　義務だから、決まりだからではなく、ちゃんと理由があることを理解できたら、ただのルーチンワークとは思えなくなるかもしれない。ここでは、その理由をふたつに分けて説明しよう。

1．カルテ（退院サマリ）はみんなのため

　学生時代の病院実習で、自分のノートにいろいろと書き込んでいたら「カルテを自分のメモにすればいいんだよ」と言われたことがある。が、今、私はそれは違うと思っている。カルテは自分ひとりのものではない。患者さんにかかわるすべての医療者のものだ。カルテを書く目的は、患者さんの情報を、かかわるすべての医療者と共有し、理解してもらい、治療や療養や退院といった目標につなげること。ということは「自分のためのメモ」にとどまってはならず、この目標が患者さんにかかわるチームのメンバーに明確に伝わり、患者さんの情報がわかるように記載されていなければならない。「解決すべき問題点（あるいは、場合によっては解決済みの問題点も）が整理して書かれているか」「自分しかわからない略語や表現を使っていないか」「個々の患者さんの到達目標が明確にされているか（あるいは、まだ到達目標がはっきりしていない場合は、ま

だその段階であることが伝わる内容か）」、意識しながら記載して欲しい。電子カルテの時代、前回の自分の記載をコピーして、上書きしていくのが普通だと思うが、楽な分、情報がアップデートされないままのこともよくある。少なくとも週1回は自分の日々のカルテ記載を見直し、今述べたようなポイントを押さえて、患者さんの現状が正しくチームに伝わる内容になっているかどうか確認して欲しい。

　日々のカルテ記載の良し悪しが最も影響するのは、その患者さんを普段診ていない医師が、急変などで診療にあたる場合だ。整理された、伝わるカルテなら、短時間で的確に患者さんの情報を把握し、迅速な診断や治療につなげることができる。あなたも自分が担当している以外の患者さんの診療にかかわることはきっとあると思うので、どういうカルテ記載がわかりやすいのか、わかりにくいのか、他の医師のカルテを見て実感して欲しい。

　退院サマリも同じだ。退院した患者さんが短期間のうちに受診することは珍しくない。直前の入院中の情報を、毎日のカルテをさかのぼって把握するのが大変なことは、あなたも想像できるか、経験して実感していることだろう。よくまとまったサマリがあれば、その時間が短縮でき、これもまた迅速な診療につながる。とはいえ、退院だの新しい患者さんの入院だので、ついつい後回しになりがちな書類仕事をこなすコツもやはり、事前準備。入院時に、現病歴や最初の身体所見、検査所見はまとめるはずだから、それを退院サマリにコピーペーストしておく。あとは退院時に入院中の経過、必要に応じ考察を付け加えれば良い。ローテーションが終わって途中で担当医が交替した場合なども、あとの先生の負担が減らせる。こういう要領も身につけて、「退院サマリは退院日までには完成させる」という習慣をつけて欲しい。

2．カルテ（退院サマリ）はあなたのため

　当然、がんばって毎日カルテを書いているあなたにとっても大事なカルテ。患者さんの情報を的確に把握するという点で大事なのは当たり前だが、私が言いたいのは「さまざまな作業に役立つカルテにしよう」ということだ。例えば、

院内で他科紹介を書いたり電話でコンサルトする時。他の科から、問い合わせがあった時。リハビリ依頼をする時。ソーシャルワーカーに情報を伝える時。退院時に紹介状を書く時、などに、「あれ、この患者さんどういういきさつで入院したんだっけ？」「どういう家族背景だっけ？」「もともと、どういうADLだっけ？」「なんでこの薬飲んでたんだっけ？」となると大変だ。問題点の多い患者さんや、入院期間の長い患者さんでは、主治医、担当医とは言っても記憶が薄れるところが出てきてしまうのは仕方ない。人間だもの。私なんてもう自分の記憶力に何の自信も持てなくなっている。だから、毎日のカルテには、現在の問題点だけでなく、患者さんの背景や、現在、活動性はないけれど大事な既往歴や併存疾患は記載するようにしている。あなたはまだ記憶力には自信があるだろうけれど、患者さんが抱えるさまざまな疾患について、最初からすべて理解するのは難しいかもしれない。例えば、かかりつけ医が処方している薬は何に対するものなのかなど、整理して書いておくと背景の把握に役立つ。

　こういった情報もカルテにある程度書いておけば、先述したようなさまざまなシチュエーションで慌てたり間違ったりすることなく、患者さんの情報を伝達することができる。あなたの労力や時間も節約できるし、結果的には的確な診療につながって患者さんのためになる。

　もうひとつは、言うまでもないことだが、適切なカルテ記載はあなたを守る、ということだ。毎日の入院、外来診療の内容しかり、病状説明の内容しかり。病状説明の場合は、日時、場所、誰が参加していたかも必ず記載しよう。私たちが相手にしているのは人という「自然」である。どんなに誠実な医療を行ったつもりでも、どんなに心を尽くして説明したつもりでも、予測不能な悲しい事態は起こり得るし、期待したような理解を得られないこともある。そんな時にあなたを助けてくれるのもくれないのも、あなた自身が記載したカルテなのだ。

　退院サマリは、きちんとしたまとめと考察を作っておけば、専門医申請の時の症例報告のベースになるし、学会や誌上で症例報告をしたりする際にも役立つ。

JCOPY 498-14858

カンファレンスでの情報共有のコツ

　患者さんや家族との話し合いだけでなく、医療者同士での話し合いの場、カンファレンスも、あなたのコミュニケーション能力が試される大事な場だ。その情報共有のコツをいくつか挙げてみよう。

1 ┊ 多職種や他科医師が参加するようなカンファレンスでは、自分の名前や所属をまず述べる

　例えば、自分の所属している科の毎週のカンファレンスなどでは必要はないが、看護師やリハビリスタッフなど多職種が参加するようなカンファレンスや、他科の医師と情報共有して方針を決めるようなカンファレンスで、あなたのことを知らない人がひとりでもいるならば、まず自分の名前と所属を述べて自分がどういう人間であるかを知らせよう。どんな場面でも、話し手の素性がわからないまま話を聞くなんて不安だし、なかなか話に入っていきにくい。まずはあなたが誰であるかを明らかにして、話を聞いてもらう下準備をしよう。

2 ┊ 聞いている人がわかる言葉で話す

　カルテ記載でもそうなのだが、自分の科だけで通用するような略語は、他科とともに行うようなカンファレンスでは、本来の正式名称に直して話すべきだと思う。例えば「MS」と言っても、循環器の世界では僧帽弁狭窄症を思い浮かべるが、神経内科の世界だったら多発性硬化症だ。また、時代を経て略語が変わってきている場合もある。これは礼儀というだけではなく、リスクマネジメントでもある。誤解は医療の過誤につながりかねないからだ。
　また、医師以外の職種が参加している場合にも配慮が必要だ。私たちが当然

のように使っている略語や医学用語が、他の職種でも同じように理解されているとは限らない。患者さんや家族との面談と同様、カンファレンスに参加している聞き手が理解しているかどうか反応を確認しながら話すことが大事だ。もしも「？」というような顔を見かけたら、自分の言葉を振り返って言い換える気遣いをしよう。理解してもらえなければ伝わらず、カンファレンスを行う意味がないからだ。

3 ｜ 早口にならず、聞きやすく、はっきりと

　言うまでもないことなのだが、聞こえなければ意味がない。聞き取ってもらえなければ理解してもらえない。これまでの経験の有無や、性格も、カンファレンスでの話し方には影響するとは思うが、人前で話すのが苦手だと思っている人はこれが練習の場だと思って挑戦して欲しい。学会や講義などでこれから人前で話す機会はどんどん増える。まずはあなたを知ってくれている、なじんだ院内の場で伝わる話ができるようになろう。

　院内ではマスク装着が必須の時代となったため、ますます、滑舌よく、はっきり発言しなければ聞き取りづらい。しっかり口を動かして、聞こえやすく。滑舌がいまひとつ……と自覚しているならば、まずはゆっくり話すことだ。そして自信がなくても、もごもご言うことは避けよう。

　顔の向きも大事だ。聴衆のほうを向いて話すようにしよう。電子カルテを見ながら、あるいは投射されたパワーポイント画像を見ながら話さなければならず、聴衆のほうを向くのが難しい場合は、せめてしっかり顔を上げて話そう。そうすることで、声を張り上げなくてもしっかり聞こえるようになる。ぜひ試して欲しい。

4 ┊ 何が目的か、何を求められているかを 意識して話す

　カンファレンスに誰が参加していて、何が目的なのかによって話す内容は変わってくる。多職種が参加するカンファレンスであれば、あなたが主治医、担当医として、この患者さんの現状をどう把握しているか、ゴールをどこに設定しているか（あるいはまだ設定できないような状況なのか）を伝え、そのゴールにいき着くために（あるいは現在の混沌とした状況から脱するために）他の職種の人に何をして欲しいのか、あるいはどういう情報提供をして欲しいのかを求め、答えを得る。これができたら多職種カンファレンスは意味のあるものになる。

　他科とのカンファレンスであれば、より詳細な患者さんの病状についての説明が必要になるかもしれない。あなたが考えているこの患者さんの到達目標も述べる必要がある。その上で、他科のスタッフに何をして欲しいのかを伝え、それを得るにはどのような調整が必要かをディスカッションし、診断や治療といった行動につなげていく。

　話し合いの場、という意味では患者さんや家族との面談と同じなのだが、相手が自分と同じ医療のプロフェッショナルであるという点が大きく異なる。そういった人たちに、あなたがその場にはいない患者さんの「代弁者、責任者」として、しっかり情報を伝え、患者さんにとって良い結論がもたらされるようにすることがカンファレンスの大きな目的だ。それを忘れずに臨んで欲しい。

タイムマネジメントとは何か

　医療の世界でも「働き方改革」の実践が叫ばれるようになった。良くも悪くも最も大きく影響を受けているのは研修医、あなたたち若手だろう。研修生活の自己評価をしてもらうと、二人に一人は「タイムマネジメントができて、時間通り 17 時に仕事を終えられたかどうか」を挙げ現実に時代の変化をしみじみと実感する。しかし、あなたにわかって欲しいのは、「タイムマネジメント＝時間通りに帰宅すること」ではないということだ。時間をうまく使った結果として、時間通りに終業、帰宅できるならば、「結果として OK」なだけで、決してそれが目的になってはいけない。あなたが自分の能力を把握し、限られた時間の中でそれを最大限に有効活用するのが、タイムマネジメント。あなたの能力が伸びれば、同じ時間の中でできることはどんどん増えてくる。それを日々意識して努力を続けることが大事だ。

　タイムマネジメントについては、一般社会ではすでに語り尽くされているテーマだと思うが、臨床現場において、あなたのような若手医師にとって役に立つかもしれないと思うポイントを挙げてみよう。

1 ┊ 横糸と縦糸を意識する

　タイムマネジメントのコツとして、やるべきことの順位と重みづけをする、というのはよく言われることである。しかし、複数の患者さんを相手にし、状況も刻々と変化し、診療すべき内容も個々に異なる臨床現場では、最初のうちは何を優先すべきか途方に暮れてしまうかもしれない。そんな時、「（外来でも入院でも）自分が担当している患者さん同士の中で、今一番気にかけないといけない病状の人はだれか＝横糸」と、「おのおのの患者さんの中で、現在いちばん注意しなければいけない問題点は何か＝縦糸」という、横糸、縦糸を意識すると行動しやすくなるのではないかと思う。

　どの患者さんを優先すべきか。これは当然ながら、緊急度の高い疾患や外傷

と思われる人、重症な人が最優先になる。緊急度や重症度の判断はある程度できるようになっていて欲しいし、懸念があればすぐに上級医と相談しなければならない。同じような重症度、緊急度の人がいたら、治療による回復の可能性があるか、社会的背景、年齢、などによって判断していくことになるので、そのあたりも上級医と相談しよう。重症度、緊急度は今のところ高くなさそうだが、新生児、乳幼児や、高齢者、基礎疾患の多い人といった、病状がすぐ悪化してもおかしくない背景の人も、目を配るべき優先度の高い患者さんとして挙げられるだろう。外来の診療場面であれば、こういった患者さんにより時間を割くべきだし、病棟であればこういった人を優先的に回診をする必要がある。入院の場合、上記のような患者さんに加えて、私はその日、あるいは近々退院が決まっている人も注意して診るようにしている。ケースでも提示したが、なぜか退院前というのは患者さんの体調が変化しやすい（医療者にも患者さん本人にも「気のゆるみ」が生じているのかもしれないが……）。予期せぬ新たなことが起これば退院や転院を延期したり新たな介入を要する場合もあるので、もう手を離れるから気にしなくていい、とならないようにしたいところだ。

　個々の患者さんの中での問題点は、生命にかかわることが最優先。次に、QOL にかかわること。その他、そこまで緊急度は高くないが治療介入の選択肢がある問題点（慢性の電解質異常とか慢性の貧血とか）、といった順位になるだろう。注意すべきは、この問題点や順位は日々変わっていくし、患者さんによっても変わるということだ。例えば、多発外傷で運ばれた小児なら救命が当然最優先事項となる。しかし、いろいろと調べてきた結果、治癒の見込みのない進行がんと判明し、根治を目的とした治療を行わない方針になった場合、残りの時間をどのように過ごすかといった QOL にかかわることが優先事項になる。こういった優先順位をつけるためには、あなたが患者さんの病状だけでなく背景や価値観なども把握しておかねばならない。そして、わかりやすくカルテに記載しよう。かかわる医療者で情報共有し、ディスカッションしながら、方向性を探っていこう。

　この、横糸と縦糸を日々意識して働いていると、自然に整理されて動きやす

くなっていき、時間の使い方がわかってくるのではないかと思う。

2 ｜ 自分の得意なことと不得意なことを自覚する

　研修医として始まる若手医師の時代は、この「自分の得意なことと不得意なことを自覚する」ことが目的と言っても過言ではないと思う。そして目標は「不得意なことをできるだけ『不得意だから避けよう』と思わないレベルにまで持っていく」「得意なことは伸ばす、未来につなげる」ことではないだろうか。

　万能な人などいない。万能に見えても、実際には得手不得手が必ずある。そして、学生時代は自分が得意だと思っていたことも、もっとできる人がいることに気づいたりもするし、逆に自分ができて普通だと思っていたことが、人から見ればうらやましがられるレベルである、と自覚することもある。それがより広い世界とかかわる社会人生活という場だ。

　これまで話してきた中で言えば、例えば患者さんと話すのが苦手だったり、病状説明がうまくできなかったり、上級医へのコンサルトで必要以上に緊張してしまって、しどろもどろになったり……という人もいるだろう。どうも「話す」というコミュニケーションが、自分にとっては苦手らしいと自覚できたら、それが第一歩。対策については先に述べたので省略する。

　話すのは得意でなくても、書いたり、プレゼンテーションを作ったり、というのは得意という人もよくいる。他の人なら1カ月はかかるスライド作成も、1週間でできてしまうという人もいる。つまり、自分が得意であまり時間をかけなくて良いこと、不得意だから時間をかける必要があること、をまず区別し、それぞれの時間配分を適切に行うことがまず大事。次に、不得意だと感じていることを得意にまで引き上げる必要はないので、極端に時間や精神力を費やさなくても良いレベルにまで持っていくべく工夫や努力をすること。そうすると、いつの間にか、時間の余裕が生まれてきて、タイムマネジメントにつな

がっていく。

少し話がそれるが、自分の得意なことを自覚するのが大切なのは、それが専攻医以降の自分の選択にかかわってくるからだ。苦手なことを克服しようと意識すれば、おのずと、得意なこと、好きなことがわかってくる。ただ、これも自分の個人的な感想というかアドバイスだが、得意なことを一生の仕事として選ぶべきかと言うと、そうでもない。不得意なことをあえて（あるいは自覚せずに）選んだおかげで、いつの間にか得意分野が広がり、人生の選択肢が増えるということもある。大事なのは、自分が興味を持って続けられる、いくら時間を費やしても嫌にならない、そういう領域を見つけること。あなたの今の日々はその発見のための大事な時間でもある。

3 ┊ 隙間時間を見つけ、利用する

どんなに忙しくても、隙間時間というのは必ず存在する。それを見つけて活用する術も身につけて欲しい。例えば外来で検査結果を待っている時間。他の患者さんの検査結果を確認したり、コンサルトをしたり、紹介状の返書を書いたり、あとで調べようと思っていたことを調べたり、という時間に使える。どれを行うかは、先ほど述べた横糸と縦糸の優先順位を参考にしよう。患者さんの病状が変化した緊急の場面だってそうだ。人を呼んでモニターをつけて、といった緊迫した場面でも、人手が増えれば時間の余裕も生まれる。その時間で何をするか、自分のできることは何か。すべての隙間時間を見つけて活用することを意識しよう。

4 ┊ 適切にヘルプのサインを出す

新型コロナウイルス感染症の流行はさまざまな教訓を与えたが、その中でよい教訓があったとすれば、人はひとりでは生きていけず、どこかで必ず誰かに助けてもらっているということだ。罹患して自宅療養したり、入院したりして

いる間、仕事や生活をカバーしてくれる人がいた。自分自身の感染リスクを背負いながら治療にあたる人たちがいた。誰でもどこでも感染し得るものであり、状況に応じた対応はまさに「お互い様」であるということをすべての人が自覚したと思う。「助けて」となかなか言いづらい日本の社会が少し、変わるきっかけにはなったのではないかと感じている。

　どんなに優先順位をつけて、得意不得意を自覚して時間配分をして、隙間時間を活用して、と心がけていても、これはどう見ても無理だという時がある。そんな時は助けを求めよう。（これは新型コロナウイルス感染症の流行が残した負の遺産とも言えるが）時代の変化で、仕事を離れ飲み会などで心の内を聞く機会がほぼなくなってしまった今、言い訳ではないが正直なところ、上級医が後輩医師の心身の変化や窮状を、タイミングよく掴むことも難しくなってきている。だから、完全にもう無理です、ドロップアウトしますとなってしまう前に、早めに相談して欲しいのだ。日ごろから頑張っているあなたの救助要請ならば必ず皆応えてくれるはず。そして、危機を乗り越えて時間が経ち、あなたが上級医となった時、あなたがまた後輩たちの助けになってあげれば良い。それだけのことだ。

5 ｜ 余った時間を活用する

　タイムマネジメントがうまくいけば、活用できる余剰時間は増えてくるはずである。これは隙間時間とは違う、まとまって生かせる時間のこと。これをどう使うかがあなたの今後の人生に大きく影響してくるのではないかと思う。

　とりあえず24時間365日病院にいて、上の言うがまま働き続ける時代には、どんな人でもある程度経験を積んでそれなりのレベルにたどり着くことが（おおむね）でき、楽だったかもしれない。が、今は時間をどう使うかが個人に任せられている分、使い方によって個人の差が如実に表れる、ある意味とても厳しい時代だと感じる。言ってみれば「自己研鑽」をどういう行動に置き換えるかであろう。臨床はどう言いつくろっても経験が物を言う場だ。経験を積むた

めに余剰時間を使うというのもありだ。実際に診療にかかわるのは難しくても、他の医師が診た症例をカルテレビューしたり、症例の振り返りに参加して、少しでも経験値に置き換える努力をしている若手の先生たちの姿を目にしたりもする。Off-the-job であれば、調べ物をする、勉強会や学会、実技講習会に参加する、オンラインや本の学習ツールを利用する、論文を読む、書く、国内外のさまざまな医療関連機関を見にいく、あるいは、医学を離れて、違う世界の人たちと交流する、リフレッシュや家族との時間に費やす……等々。ぜひともこの余剰時間を無為に過ごすことなく、あなたの未来につながる豊かな時間として活用して欲しい。適切なタイムマネジメントは、精神的に満たされた人生につながるだろう。

コンサルト、最後の砦

　まず人がやっているのを見て、次に上級医と一緒にやって、最後にひとりで、というのが段階的に手技を習得する良い方策だ……などというのは理想論であって、私たちの修業時代はそのうちの一段階か二段階は、ほとんどの場合すっ飛ばされていた。まあ、おかげでいろんなことにチャレンジさせてもらえていたありがたい時代と言えるのかもしれない。

　深夜、ショックで運ばれてきた80代の女性、エコーを当てると心嚢液がたっぷりたまっている。心嚢ドレナージが必要だ。やっているのを見たのは一度だけ。でもこの場にいる医師は専攻医1年目の自分だけ。仕方ないやるしかない、これだけたくさんたまっていてエコーもあるのだし。結果、穿刺液は血性であった。冠動脈あるいは心筋を傷つけて出血させたかと、血の気の引く私。心臓血管外科の当直医に電話をしたところ「様子見て」との冷たいお返事。循環器内科の当直医に電話をしたところ「心嚢穿刺、あまりやったことないんだよね」。マジですか……。半泣きで、自宅にいた救急の上級医（当時、救急専属スタッフ医師はまだまだ少なく、数人しかいなかった）に電話したところ、すぐに駆けつけてくださった。患者さんはバイタルサインも落ち着いており、それ以上処置をする必要はないと判断。後日がん性心膜炎と判明、そのためもとから血性心嚢液であったのだろう。

　コンサルトをしても来てもらえないと途方に暮れた気持ちは今でも記憶に残っている。と同時に、救いの手を差し伸べてくれた上級医への感謝の念は消えない。コンサルトする側に、来てもらうべく、適切なコンサルトを心がける努力は必要だとしても、コンサルタントのほうにも、依頼を受けた以上、困っている他科医師や後輩を助ける責務がある。自分はあの時の上級医のような最後の砦になれているか。自問自答する日々である。

コミュニケーション能力の向上、
患者さんの気持ちを理解するのに役立つかもしれない本

エンド・オブ・ライフ　佐々涼子 （集英社インターナショナル　2020 年）

"先に逝く人は、遺される人に贈り物を用意する。（略）亡くなりゆく人がこの世に置いていくのは悲嘆だけではない。幸福もまた置いていくのだ。"（p.302）

医療者と患者は完全に別の立場、ではない。医療を提供してきた側も、思いがけず医療を受ける側となっていく。著者自身の家族も医療と深いかかわりを持ち、その中で感動もあれば葛藤も抱える。交差する視点から、生きるとは、病とは、死とは、介護とは、医療とは、と問いかける。なぜ、ここまでできるのか？　と私たちが時に感じる、家族や介護者の、行為の根源に流れる思いを、理解する助けになるかもしれない。医療にかかわる人にぜひ一度は読んで欲しいと思う本。

聞く技術　聞いてもらう技術　東畑開人 （ちくま新書　2022 年）

"あなたが話を聞けないのは、あなたの話を聞いてもらっていないからです。心が追い詰められ、脅かされているときには、僕らは人の話を聞けません。"（p.19）

人の話を上手に「聞く」には自分の話を「聞いてもらう」ことが必要。理不尽な話を聞かせられるのであっても、それを受け止め理解してくれる相手からならば受け入れられる。コンサルトをする立場でもされる立場でも、病状説明をする立場でも聞く立場でも役に立つ、臨床心理学者からのメッセージがちりばめられている。時間のない方は最初の「小手先編」（実は小手先ではなく本質だが）だけでも読んでみて欲しい。きっと役に立つはず。もしかして私のこの本一冊を読むよりも……

磯田道史と日本史を語ろう　磯田道史　（文春新書　2024 年）

"「対話本は中身が薄い」は嘘である。対話本は見かけ上、会話調が冗長に感じるだけで、中身は深い。それはなぜか。はっきりしている。専門家が一人で自著を書くと、答えたくない問い、答えにくい裏話は避ける。ところが対話本では聞かれれば話してしまう。"（p.4）

歴史学者 磯田道史が、財界、政界、芸能界、あらゆる業界の歴史マニアと対談を繰り広げる。話題は日本史にとどまらず人類の起源にも及ぶ。磯田氏の聞き出す能力、そして聞いた内容に乗って話す能力に感嘆する。「とにかく、今この時間は、この話題とあなたに、全集中します」ということを全身でアピールするところに、心からのコミュニケーションが生まれるのではないかと感じる。

空白を満たしなさい（上・下）　平野啓一郎　（講談社文庫　2015 年）

"僕だって、今、妻や子供に死なれたら、二人と一緒にいる時の僕を、もう生きることは出来ません。妻相手に、別にオチもないけど、なんとなく面白かったことを気軽に話せる自分、息子にヘンな顔を笑われる自分、──僕はそういう自分こそが好きで、人生の中で、そういう自分を出来るだけ生きたい。本当に、愛する人が死んだことを悲しく感じるのは、それがもう、今後の人生で無理だと気づいた時じゃないでしょうか。故人の思い出に浸るっていうっていうのは、だから、その人との分人の名残を、せめて生きようとすることなんだと思うんです。"（下巻 p.202）

大切な人が理由もわからず突然命を絶ってしまったら。そして何事もなかったかのようにまた現れたら。その展開だけでも魅力的なのだが、平野啓一郎が提唱する「分人」という考え方もまた興味深い。なんでこの人（先生）は私には風当たりがきついんだろうとか、どうしてこの患者さんや家族とはわかり合えないんだろうと悩んだ時に、「人は相手や場面によって違う自分を使い分けているだけ、どれもその人」という考え方で少し心が落ち着くかも。人が大事な人の死をどのように受け入れていくのか（あるいは受け入れていくことができないのか）についても深く考えさせられる。

JCOPY 498-14858

ロンドン・デイズ　鴻上尚史　（小学館文庫　2018 年）

"この後、イギリス人のクラスメイトは、不思議な体験をすることになる。しゃべる言葉はまるで子供のように幼くつたないのに、言葉がなければ、ちゃんとした演技をするという、彼らの常識から外れた存在を見ることになるのだ。言葉がつたない人間は、知性も劣っていて、たいした奴じゃない、という特にイギリス人が持っている常識が揺さぶられるのだ。"（p.110）

演出家、鴻上尚史が齢 39 にして自ら飛び込んだのが、「これまでやってきたこととつながっているけど、最大のコミュニケーション手段である『言語』が異なる」世界、イギリスの演劇学校だ。言葉（英語）がうまく伝わらないために、自分の存在まで否定されてしまうように感じる苦悩。それと同時に、コミュニケーションの方法は言葉だけじゃない、というメッセージを、自身の留学体験の悲喜こもごもを紹介しつつ教えてくれる。臨床現場という新しい世界に足を踏み入れて、これまでとの言葉の違いにもし戸惑っているならば、この本が救いと笑いの癒しを与えてくれること、間違いなしである。

著者略歴

柳井 真知（やない まち）

2000 年神戸大学医学部卒業。
神戸市立中央市民病院（現 神戸市立医療センター中央市民病院）内科研修医。
同救命救急センター専攻医として ER 型救急の修練を積んだ後、聖マリアンナ医科大学
救急医学にて集中治療、救急医療に従事。
途中 West Los Angeles VA Medical Center で感染症の基礎を学ぶ。
2021 年より JA 長野厚生連佐久総合病院総合診療科にて病棟、外来、訪問診療に携わる。
長野の人と自然に癒される日々。

コンサルト きっと、うまくいく   ©

発　　行　2024 年 11 月 15 日　　　1 版 1 刷

著　　者　柳　井　真　知

発 行 者　株式会社　中 外 医 学 社

　　　　　代表取締役　青 木　　　滋

　　　　　〒 162-0805　東京都新宿区矢来町 62
　　　　　電　　話　　03-3268-2701（代）
　　　　　振替口座　　00190-1-98814 番

イラスト/須山奈津希
印刷・製本/三報社印刷（株）　　　　〈MS・AK〉
ISBN 978-4-498-14858-1　　　　Printed in Japan

JCOPY ＜(社)出版者著作権管理機構 委託出版物＞